消化系统中成药临床应用手册

主编 夏兴洲 张勤生 杜桂荣 李鲜

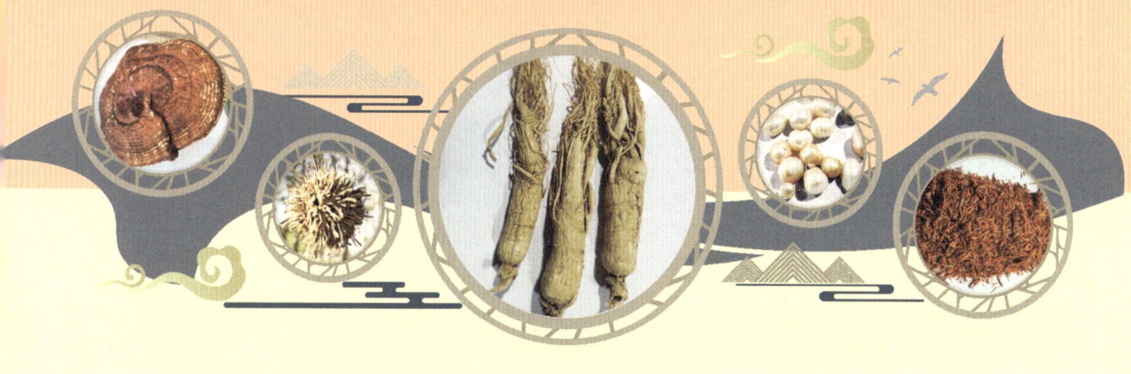

郑州大学出版社

图书在版编目(CIP)数据

消化系统中成药临床应用手册 / 夏兴洲等主编. — 郑州 ：郑州大学出版社, 2021. 12
ISBN 978-7-5645-8060-5

Ⅰ. ①消… Ⅱ. ①夏… Ⅲ. ①中成药 - 临床应用 - 消化系统疾病 Ⅳ. ①R286②R57

中国版本图书馆 CIP 数据核字(2021)第 158138 号

消化系统中成药临床应用手册
XIAOHUA XITONG ZHONGCHENGYAO LINCHUANG YINGYONG SHOUCE

策划编辑	李龙传	封面设计	曾耀东
责任编辑	薛 晗 杨 鹏	版式设计	曾耀东
责任校对	张彦勤 张 楠	责任监制	凌 青 李瑞卿
出版发行	郑州大学出版社	地 址	郑州市大学路 40 号(450052)
出 版 人	孙保营	网 址	http://www.zzup.cn
经 销	全国新华书店	发行电话	0371-66966070
印 刷	河南文华印务有限公司		
开 本	710 mm×1 010 mm 1 / 16		
印 张	15.25	字 数	213 千字
版 次	2021 年 12 月第 1 版	印 次	2021 年 12 月第 1 次印刷
书 号	ISBN 978-7-5645-8060-5	定 价	68.00 元

编委会

序

中医药学凝聚着我国先民深邃的哲学智慧和中华民族几千年的健康养生理念及其实践经验，体现了中国文化原创思维的整体观、辨证观、系统观和动态观，是中国贡献给全人类的健康方案。

中成药是以中药材为原料，在中医药理论指导下，为了预防及治疗疾病的需要，按规定的处方和制剂工艺将其加工制成一定剂型的中药制品，是经国家药品监督管理部门批准的商品化的一类中药制剂。中成药的组方大多来自于古医籍，可以说是古人的智慧和现代技术的有机结合，对临床治疗有着重要的作用。因此，如何用好、用活中成药就显得十分重要。

夏兴洲教授是河南省医学界知名专家，三十多年来一直致力于西医的教学、临床、科研等多项工作，数度深造，攻读不辍。自从结识了中医药学后，其深深折服于中医药文化之博大精深。近年来，师从中医名家李鲜教授，积极汲取中医药文化的滋养，结合临床，总结出自己对中医肝、胆、脾、胃理论及临床实践的颇丰见解，并聚多名中西医专家之力，就西医大夫如何正确使用中成药这一问题以著作形式作出了详细解答。初识《消化系统中成药临床应用手册》，其框架清晰、结构明了、内容翔实给我留下了深刻印象。细细品读，渐入佳境，书中内容更是让人流连忘返。该书基于“药用对了才能治病”的理念，以如何正确的理解和运用中药为切入点铺陈展开。全书共分 9 章，前三章，以什么是中成药、学看舌苔、了解 12 经脉各自特点为基础，并辅以文字及临床照片陈述。随后，又分别以治疗肝胆疾病的中成药、胃肠疾病中成药、调节神经的中成药、通便中成药、抗消化系统肿瘤中成药及补益中成药详细论述，每种中成药均有成分、功能主治、用量用法及相关注意事项描述，并缀以组成成分药物介绍，可谓图文并茂，生动详细。纵观全书，从点及面，由浅入深，循序渐进，无繁文赘词。实为临床案头之佳作，望广大读者细心研读，更好服务于临床。

崔应麟　河南省中医院院长

2021 年 8 月

前 言

中西医联合治疗急、慢性疾病有其独特的疗效和优势，但是如何正确地理解和运用中医中药是每个西医大夫需要面临的问题。中草药处方对西医大夫来说不可谓不难，中成药集前人总结之大成，为广大的西医大夫提供了一个难得的平台。

中成药是以中药材为原料，在中医药理论指导下，为了预防及治疗疾病的需要，按规定的处方和制剂工艺将其加工制成一定剂型的中药制品。具有性质稳定、疗效确切、毒副作用相对较小，服用、携带、贮藏保管方便等特点。从而为西医大夫运用中医中药，为患者治疗疾病提供了更多的便利。

无论西医大夫还是中医大夫在应用中成药的时候还需要向患者提供以下的指导：

1. 说明中成药的使用禁忌和注意事项。

2. 如有联合用药的情况，向患者交代联合用药需注意的问题，如中成药和西药应相隔半小时左右服用。

3. 如有需特殊储存的药物，提醒患者按要求储存。

4. 对特殊人群，如过敏体质、妊娠妇女，应详细询问用药史、过敏史等相关信息，避免发生药物不良事件。

5. 如有关于药品疗效、药品质量、不良反应等方面的咨询，应尽可能作答，如不确定，应在事后详查并予以回复。

基于以上的临床需要，在多位具有多年临床经验的中西医大夫的共同努力下，我们编撰了这本手册，希望能够给临床大夫特别是西医大夫提供一定的帮助。由于编者水平有限加上消化科中成药推陈出新很快，难免挂一漏万，希望大家多多提出宝贵意见，使中成药这一医学的瑰宝更好地服务于广大的患者。

编者

2021 年 7 月 16 日

目录

一　中成药概述 …… 001
二　学看舌象 …… 003
（一）望舌色 …… 005
（二）望舌苔 …… 008
（三）望舌神 …… 011
（四）望舌态 …… 011
三　人体经络 …… 013
（一）子时 23～1 点，胆经 …… 013
（二）丑时 1～3 点，肝经 …… 015
（三）寅时 3～5 点，肺经 …… 015
（四）卯时 5～7 点，大肠经 …… 015
（五）辰时 7～9 点，胃经 …… 016
（六）巳时 9～11 点，脾经 …… 016
（七）午时 11～13 点，心经 …… 017
（八）未时 13～15 点，小肠经 …… 017
（九）申时 15～17 点，膀胱经 …… 017
（十）酉时 17～19 点，肾经 …… 018
（十一）戌时 19～21 点，心包经 …… 018
（十二）亥时 21～23 点，三焦经 …… 018

四　治疗肝胆疾病的中成药 …………………………………… 019
(一)胆宁片 ………………………………………………… 019
(二)护肝片 ………………………………………………… 026
(三)消炎利胆片 …………………………………………… 027
(四)清肝利胆口服液 ……………………………………… 029
(五)胆康胶囊 ……………………………………………… 031
(六)胆舒胶囊 ……………………………………………… 032
(七)肝苏丸 ………………………………………………… 034
(八)肝康宁片 ……………………………………………… 036
(九)四逆散 ………………………………………………… 039
(十)柴胡疏肝散 …………………………………………… 040
(十一)茵莲清肝颗粒 ……………………………………… 041
(十二)参灵肝康胶囊 ……………………………………… 043
(十三)益肝灵片 …………………………………………… 045
(十四)清肝片 ……………………………………………… 047
(十五)肝脾康胶囊 ………………………………………… 049
(十六)清肝二十七味丸 …………………………………… 052
(十七)和肝利胆颗粒 ……………………………………… 055
(十八)金茵利胆胶囊 ……………………………………… 057
(十九)消石利胆胶囊 ……………………………………… 058
(二十)胆胃康胶囊 ………………………………………… 061
(二十一)鳖甲软肝片 ……………………………………… 063
(二十二)龙胆泻肝丸 ……………………………………… 063
五　治疗肠胃疾病的中成药 …………………………………… 065
(一)荆花胃康胶丸 ………………………………………… 065
(二)蒲元和胃胶囊 ………………………………………… 068

（三）养胃颗粒 …… 071
（四）甘海胃康胶囊 …… 073
（五）达立通颗粒 …… 076
（六）五香丸 …… 079
（七）枳术宽中胶囊 …… 081
（八）索法酮干混悬剂 …… 083
（九）人参健脾片 …… 085
（十）荜铃胃痛颗粒 …… 086
（十一）胃苏颗粒 …… 088
（十二）小建中胶囊 …… 090
（十三）气滞胃痛颗粒 …… 093
（十四）胃复春片 …… 094
（十五）附子理中丸 …… 096
（十六）越鞠丸 …… 097
（十七）三九胃泰颗粒 …… 099
（十八）温胃舒胶囊 …… 101
（十九）养胃舒颗粒 …… 103
（二十）补中益气丸 …… 105
（二十一）藿香正气丸 …… 107
（二十二）六味安消胶囊 …… 109
（二十三）摩罗丹 …… 111
（二十四）四神丸 …… 114
（二十五）舒肝和胃丸 …… 116
（二十六）木香顺气丸 …… 117
（二十七）保和丸 …… 120
（二十八）六神曲 …… 121
（二十九）香砂六君丸 …… 123

(三十)三九胃泰胶囊 …… 125
(三十一)丹佛胃尔康颗粒 …… 127
(三十二)参梅养胃颗粒 …… 129
(三十三)胃舒宁片 …… 130
(三十四)健胃消炎颗粒 …… 132
(三十五)补脾益肠丸 …… 134
(三十六)归脾丸 …… 135
(三十七)参苓白术散 …… 136
六　通便的中成药 …… 138
(一)魔芋麦纤粉固体饮料 …… 138
(二)四磨汤口服液 …… 139
(三)木香槟榔丸 …… 141
(四)防风通圣丸 …… 142
(五)麻仁润肠丸 …… 144
(六)便通胶囊 …… 145
(七)苁蓉通便口服液 …… 147
(八)芪蓉润肠口服液 …… 149
(九)便通片 …… 150
(十)通便灵胶囊 …… 153
(十一)清肠通便胶囊 …… 155
(十二)五仁润肠丸 …… 156
(十三)山楂化滞丸 …… 158
(十四)调中四消丸 …… 159
(十五)益气润肠膏 …… 161
七　调解神经精神的中成药 …… 163
(一)血府逐瘀丸 …… 163

（二）舒肝解郁胶囊 …… 165
（三）甜梦口服液 …… 166
（四）乌灵胶囊 …… 170
（五）丹栀逍遥丸 …… 171
（六）解郁丸 …… 173
（七）百乐眠胶囊 …… 175
（八）藿香正气胶囊 …… 176
（九）柏子养心丸 …… 178
（十）养心安神丸 …… 180
（十一）复方枣仁胶囊 …… 182
（十二）解郁安神片 …… 184
（十三）肉蔻五味丸 …… 185
八　消化系统抗肿瘤药物 …… 186
（一）西黄胶囊 …… 186
（二）抗癌平丸 …… 187
（三）消癌平片 …… 190
（四）槐耳颗粒 …… 191
（五）平消胶囊 …… 192
（六）华蟾素片 …… 196
（七）养正消积胶囊 …… 197
（八）仙蟾片 …… 199
（九）健脾益肾颗粒 …… 201
（十）博尔宁胶囊 …… 203
（十一）参丹散结胶囊 …… 206
（十二）参芪十一味颗粒 …… 208
（十三）复方万年青胶囊 …… 211
（十四）复方天仙胶囊 …… 212

（十五）复方斑蝥胶囊 …… 214
（十六）芪珍胶囊 …… 216
（十七）食道平散 …… 219
九　补益药 …… 222
（一）九味镇心颗粒 …… 222
（二）补中益气丸 …… 224
（三）六味地黄丸 …… 225
（四）百令胶囊 …… 228
结语 …… 230

一　中成药概述

中成药是在中医药理论指导下，以中药材（饮片）为原料，按照国家药品管理部门规定的处方、生产工艺和质量标准制成一定剂型的药品。它是我国历代医药学家经过千百年医疗实践创造、总结的有效方剂的精华，具有便于服用、便于携带、疗效显著等特点。

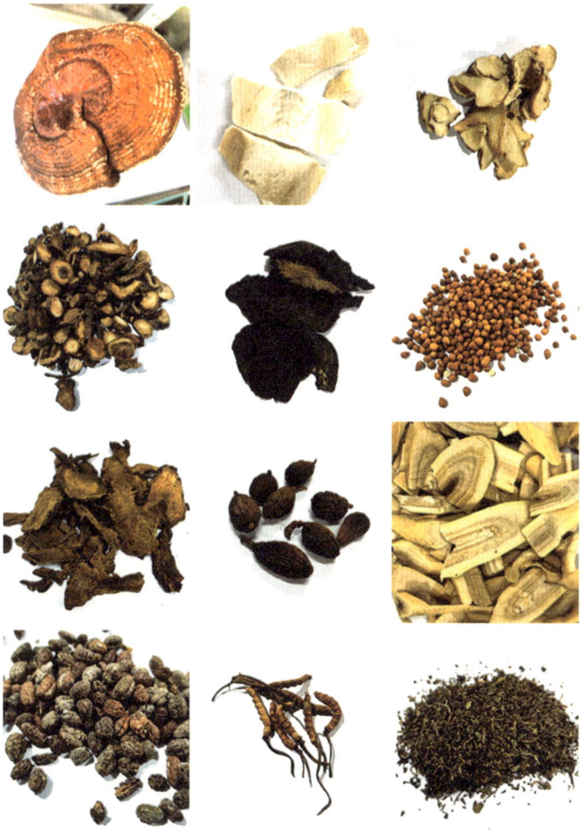

1076年,宋代设立太医局熟药所,出售中成药。

1080年,刊印流行熟药所底本,为世界上第一部方典(《中成药手册》)。

宋大观年间,官方依据《局方》修订刊行《太平惠民和剂局方》,共载方795首,其中名方极多,实用而疗效确切,对后世影响极广。

古云:"药有个性之特长,方有合群之妙用。"

中药方剂的组成原则,最早见于《素问·至真要大论》:"主病之谓君,佐君之谓臣,应臣之谓使。"

元代医学家李东垣:主病之谓君,兼见何病,则以佐、使药分治之,此制方之要也。君药分量最多,臣药次之,佐使药又次之,不可令臣过于君。

君——是方剂中针对主病或主诉起主要治疗作用的药物。其药力居方中之首,是方剂中必须具有的药物。

臣——一是辅助君药加强治疗主病或主证的药物;二是针对兼病或兼证起主要治疗作用的药物,其药力次于君药。

佐——有3种意义,一是佐助药,协助君、臣药以加强治疗作用,或直接治疗次要症状。二是佐制药,用以消除或减缓君、臣药的毒性和烈性。三是反佐药,即根据病情的需要,用与君药性味相反而又能在治疗中起相成作用的药物。

使——有2种意义,一是引经药,即能引方中诸药以达病所的药物。二是调和药,即具有调和诸药作用的药物。

总之,君药——是一个方剂的主要组成部分,臣、佐、使药——都是辅助药。

二　学看舌象

学看舌象是中成药临床应用时的基本要求。

中医诊查疾病的方法包括望、闻、问、切 4 个内容，蕴含着中医的大智慧，古老但很实用。

望诊：主要是望神、望面色、望舌。

闻诊：听声音，嗅气味的诊查方法。

问诊：有目的地询问病情，以诊查疾病的方法。

切诊：脉诊（切脉、号脉）。

古人云：望而知之谓之神，闻而知之谓之圣，问而知之谓之功，切而知之谓之巧。

望诊被列为四诊之首，在中医诊断学中占有重要地位。特别是中医的舌诊对于疾病的辨证论治有非常重要的作用。

《黄帝内经》："舌为心之苗"，"心开窍于舌"，"心者君主之官，神明出焉"，"心者五脏六腑之大主也"，"主明则下安，主不明则十二官危"。

望舌，又称舌诊，主要是观察舌质与舌苔的变化，以指导辨证论治及方药的运用，是中医辨证论治的标尺、"金标准"，是中医临床必不可缺的诊断性检查，是中医临证最有价值的诊断和治疗依据。

舌质：又称舌体，是整个舌的肌肉组织。

舌苔：是附着在舌质表面的一层苔状物，由胃气上蒸而成。

望舌质：以候脏腑虚实、气血盛衰的变化——多反映五脏疾病。

望舌苔：以候寒热的深浅、疾病的进退等——多反映六腑病变。

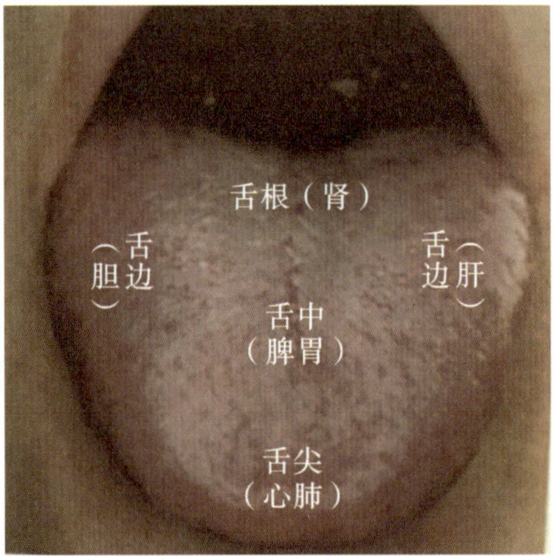

古人在长期的医疗实践中发现舌的不同部位分别与不同的脏腑相联系，并能反映相关脏腑的病理变化。中医认为舌是脏腑气血的外候器官，舌左右两侧，对应肝胆；舌尖到其中部之间对应心、小肠、肺；舌中间的部分对应脾、胃；舌中间到根部的位置对应的是肾、膀胱。

正常舌象

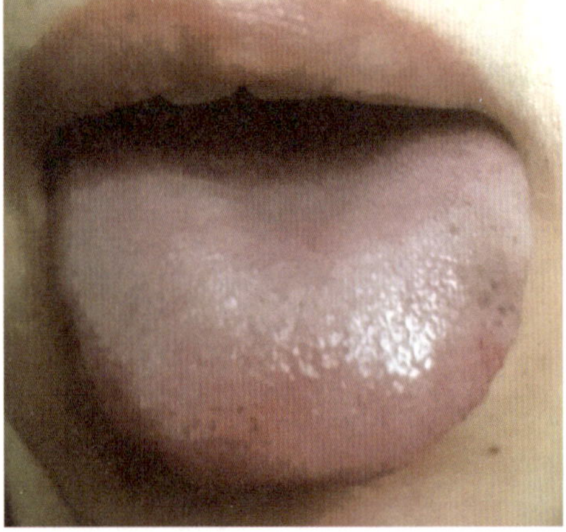

舌质——淡红，又称淡红舌（明润，柔软，灵活）。

舌苔——薄白，又称薄白苔（薄薄的一层白，均匀适中）。

望舌质：包括望舌色、望舌苔、望舌神、望舌态。其中主要是望舌色。

（一）望舌色

1. 淡白舌：舌色淡于正常者——主虚证、寒证。

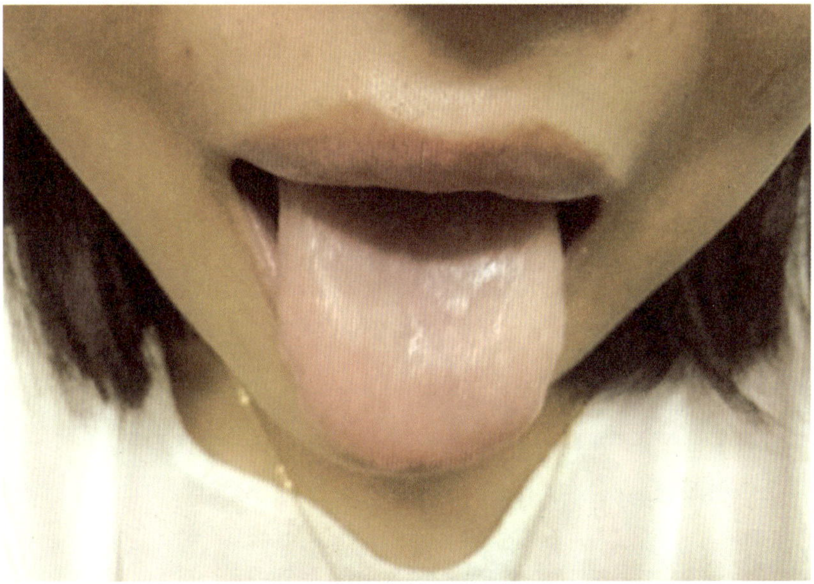

2. 红舌：舌色深于正常者——主热证。

舌边红：肝胆有热。

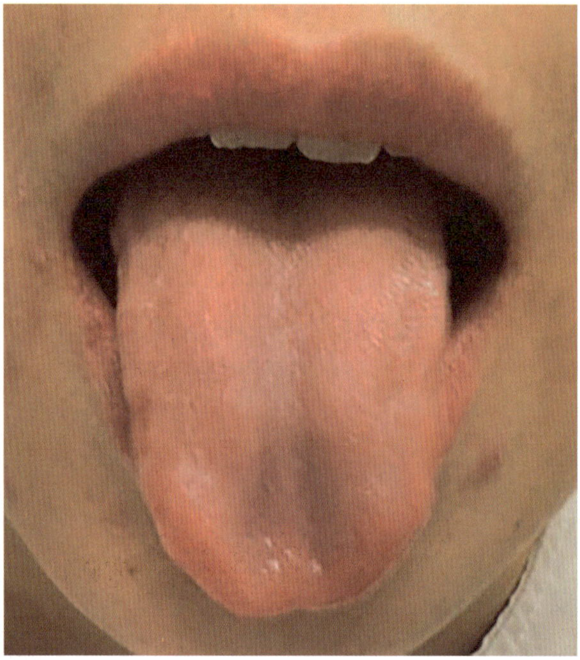

舌尖红：心火上炎。

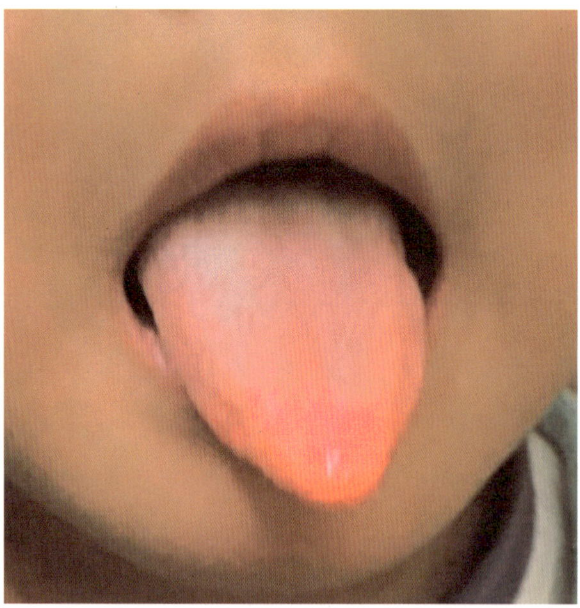

3. 绛舌:舌色深红——主邪热炽盛、主瘀。

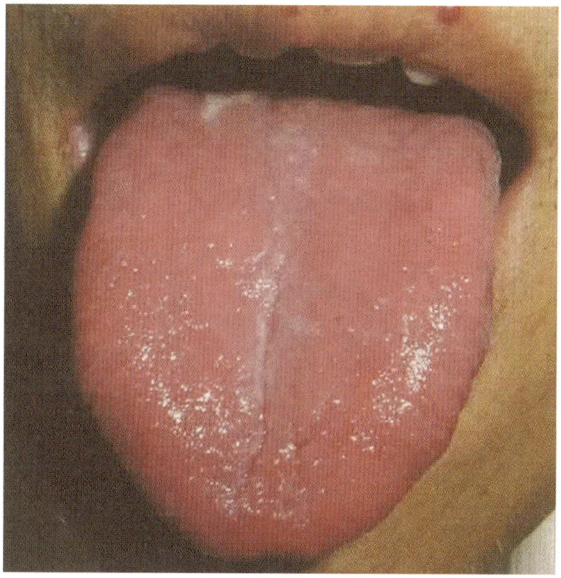

4. 青紫舌:

青舌——主阴寒内盛,瘀血痹阻。

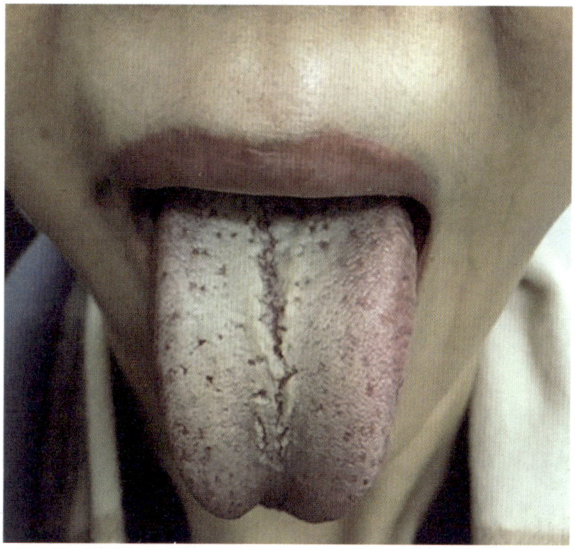

紫舌——主气血壅滞，瘀血痹阻。

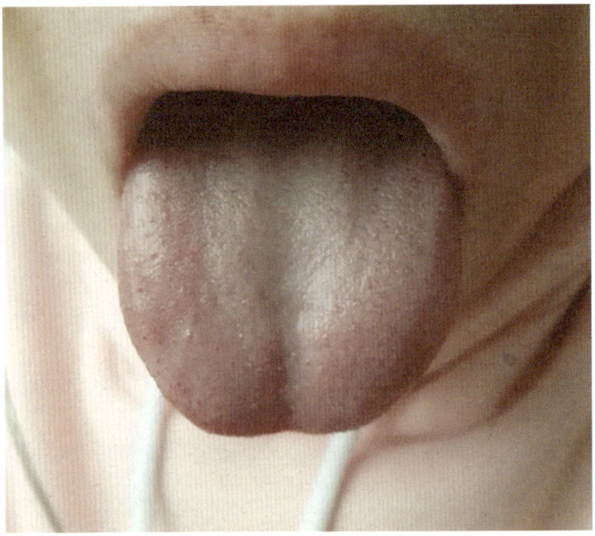

（二）望舌苔

1. 薄苔：透过舌苔能看到舌质者——多为病情轻浅。

2. 厚苔：只见厚苔，看不见舌质——病入脏腑，病情较重。

3. 无苔：舌面光剥或有裂纹，舌质深红如镜面——热盛；肝肾阴虚；胃阴枯竭。

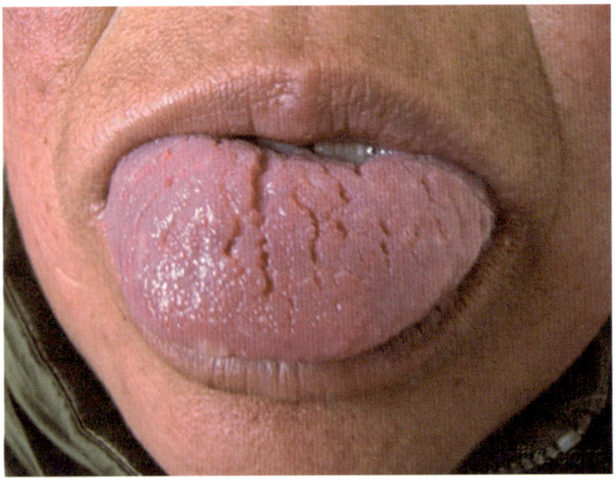

舌苔由薄渐厚:提示病情加重。由厚变薄:提示正气渐复。

4.厚腻苔:提示体内湿浊内盛。

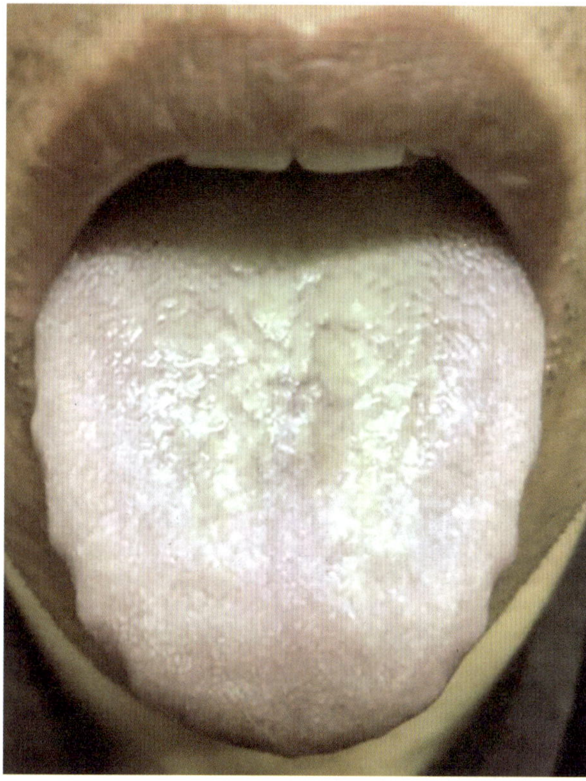

例如:胆结石、脂肪肝、冠心病、中风、高血压、高血脂、胰腺炎、痛风、癌症、湿疹等患者,医生在望舌时最多看到的是此类厚腻苔或黄厚腻苔。

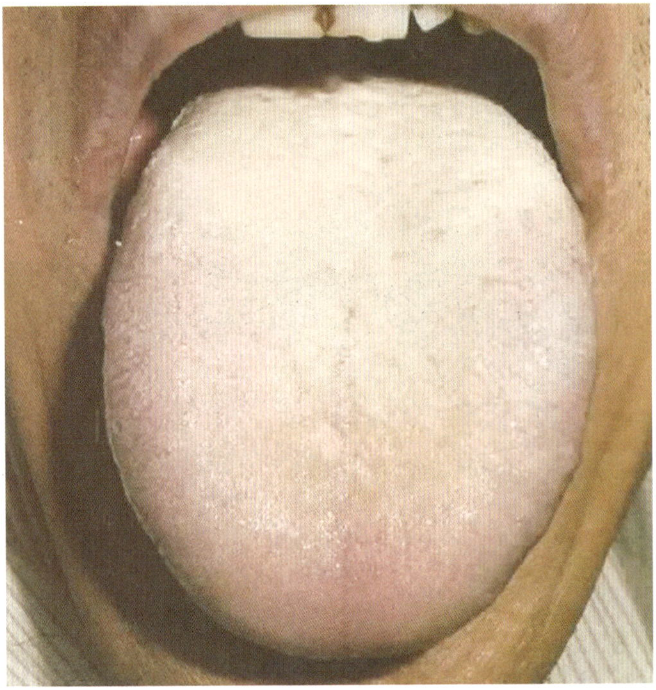

5. 燥苔：舌苔干燥或起芒刺，多为热甚伤阴，或津液耗伤，或阴液亏虚。

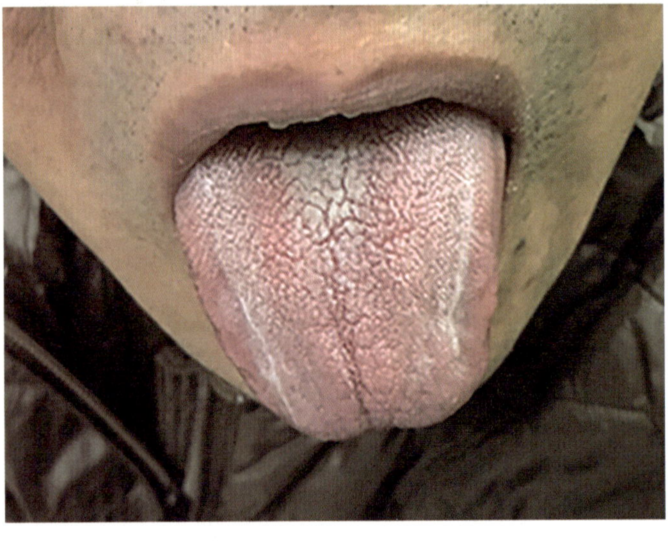

(三)望舌神

无神舌:主要反映气血大亏,精神衰败。

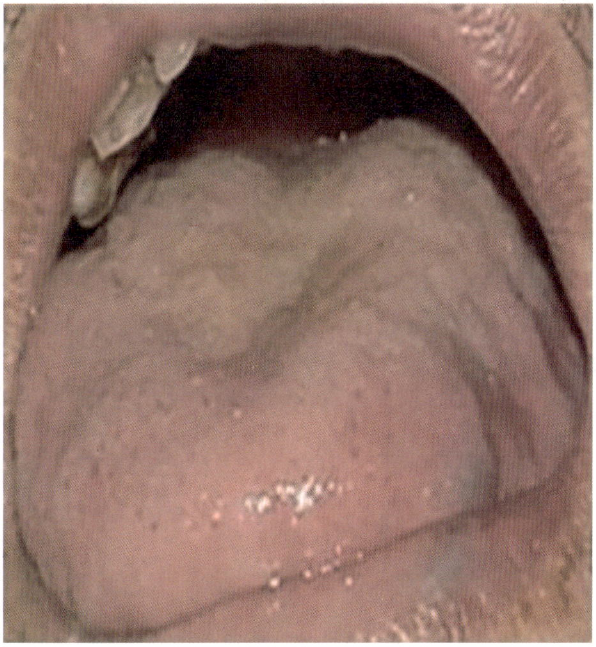

《察舌指南·辨舌之神气》:"若舌质无光无体,不拘有苔无苔,视之枯晦,神气全无者,诸病皆凶。"

(四)望舌态

歪斜舌:舌体伸出时,舌尖向左或向右偏斜——多为中风或风痰阻络而致。

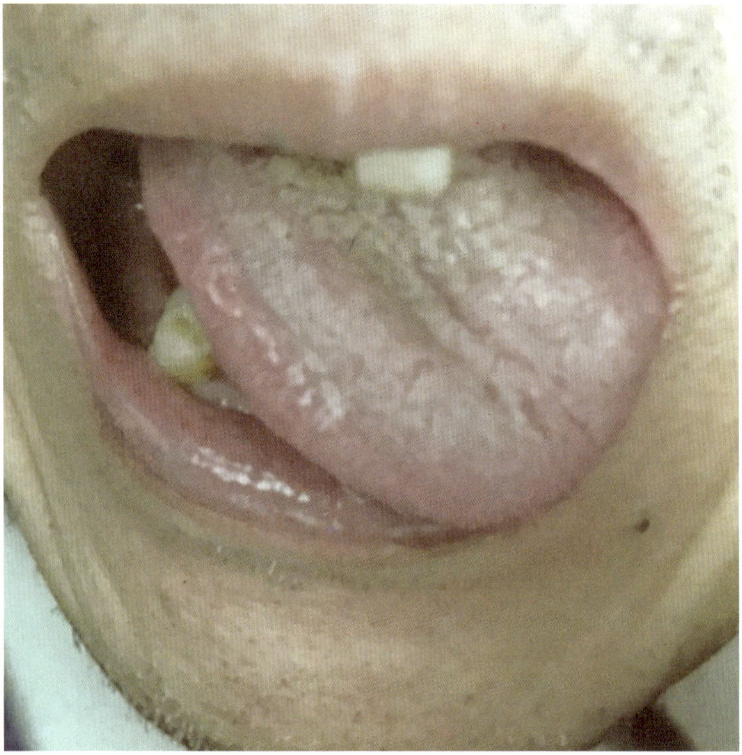

三　人体经络

人体经络是中成药临床应用时需掌握的理论基础。

人体进行正常的生命活动具有一定的规律性，也就是所谓的生理时钟。而人体有12条经络，依顺序为胆、肝、肺、大肠、胃、脾、心、小肠、膀胱、肾、心包、三焦经，气血会依时间游走各经络，如果这些经络出现问题，将会导致气血循环不畅，引发身体各病症。

（一）子时23～1点，胆经

1. 身体进入休养及修复的开始，这时要上床睡觉。如果胆经出问题，就容易出现头晕目眩、耳鸣不聪、皮肤粗糙、胸胁疼痛、失眠多梦、胆怯易惊、忧愁易思、神智痴呆等症状。

2. 子时前入睡者，晨醒后头脑清晰、气色红润，没有黑眼圈。反之，常于子时内不能入睡者，则气色青白，眼眶昏黑。同时因胆汁排毒代谢不良容易生成结晶、结石。

3. 子时养生之道：这个时候心脏功能最弱，心脏病患者大多数在夜间发病和死亡。心脏病人，要加强观察，备好救心丸。

时辰	寅 03－05	卯 05－07	辰 07－09	巳 09－11	午 11－13	未 13－15	申 15－17	酉 17－19	戌 19－21	亥 21－23	子 23－01	丑 01－03
值时经	手太阴肺经	手阳明大肠经	足阳明胃经	足太阴脾经	手少阴心经	手太阳小肠经	手太阳膀胱经	足少阴肾经	手厥阴心包经	手少阳三焦经	足少阳胆经	足厥阴肝经

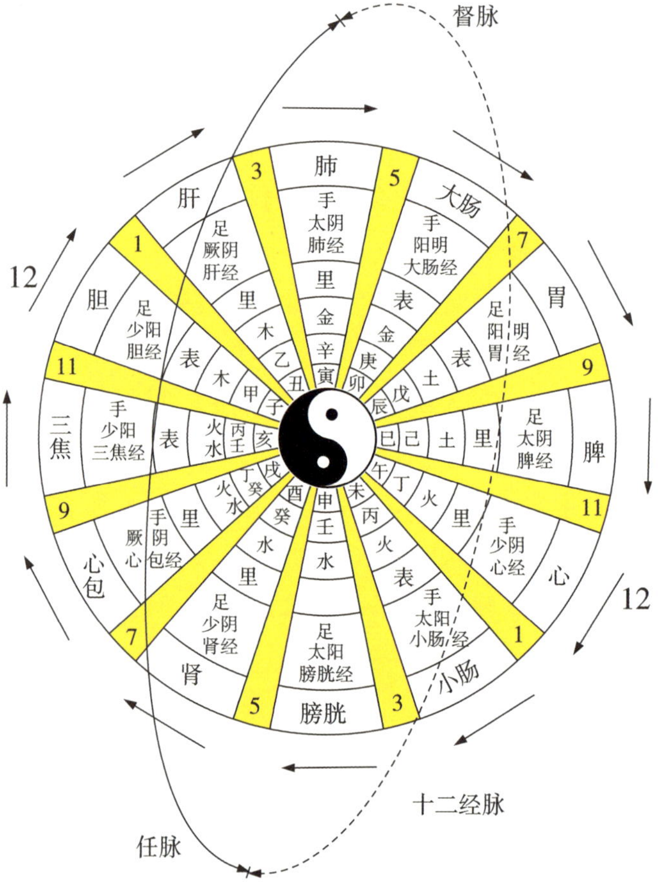

（二）丑时 1～3 点，肝经

肝脏能贮藏、分配和调节全身的血液及疏导全身功能活动，使气血调和，《黄帝内经》认为"肝开窍于目，肝之气血上濡于目"，即肝的精气通于目，肝脏的经络又上联目系，而目的视力，要靠肝血的濡养。"肝受血而能视"，肝和则能辨五色，肝功能正常则视物清楚明亮。如肝功能受损，也可以反映于目的病变上。如肝阴不足，则两目干涩；肝血不足，则视物模糊和夜盲；肝火上炎，则目赤肿痛，畏光流泪或目赤生翳；肝阳上亢，则头昏目眩；肝风内动，则目斜视上吊；肝气郁结过久，则能导致口苦目眩。因此，目是肝脏病变外在表现的一个方面。

丑时养生之道："肝藏血"，"人卧则血归于肝"。如果丑时未入睡，则肝脏仍以输出能量支持人的思维和行动为主，参与机体新陈代谢的功能大为减弱。所以丑时前未入睡者，面色青灰，情志怠慢而躁，易生肝病，脸色晦暗长斑。

（三）寅时 3～5 点，肺经

呼吸运作最佳时间，而 4 时脉搏最弱。气血由阴转阳的关键时辰，人体此时也进入阳盛阴衰之时。应注意肺经的保养及空气温度的调节（此时最好不要开空调）。如果有问题就会出现发热怕寒、鼻塞流涕、头痛、气喘胸闷等症状。

寅时养生之道：此刻人体需要大量呼吸氧气，进行深呼吸，所以要求较深的睡眠。在这个时候，如果咳醒的话，最好是喝杯温开水，能够缓解一下咳嗽症状，还可以去肺燥。

（四）卯时 5～7 点，大肠经

如果能于此时正常排便对身体是有帮助的。大肠运送排泄废物，如果饮食失调、误食不净食物，或其他脏腑失调，都会引起大肠疾病。如果大肠经出问题,就易出现口干舌燥、腹胀腹痛、大便稀烂、肛门灼热,甚至便脓血等症状。

卯时养生之道:及时起床,起床后喝杯温开水,休息 10 ~ 20 分钟清醒清醒头脑,然后上厕所把一天积攒下来的废物都排出体外!特别是便秘患者更应如此。

(五)辰时 7 ~ 9 点,胃经

此时胃的功能最活跃,一定要吃早餐,此时吃进的食物最易被消化吸收、代谢利用,提供一天所需能量。

早餐可安排温和养胃的食品,如稀粥、麦片、面包、点心等,如果进食过于燥热的食物,容易引起胃火盛,出现嘴唇干裂、唇疮等问题。

胃是消化食物、转化全身营养的枢纽,饮食不节制、暴饮暴食,都会伤害到肠胃而出现胀满疼痛、恶心反胃、口臭等症状。

辰时养生之道:此时要吃早餐,如果不能按时吃早餐,胃分泌的胃酸不能被食物中和,胆汁不能及时从胆囊中排出,长期如此,就会患胆囊结石、胃及十二指肠溃疡等疾病。

(六)巳时 9 ~ 11 点,脾经

气血最旺的时段,有利于吸收营养、生血。不论补气补血或补阳补阴,都要顾及脾胃,避免伤胃败脾,此时不宜食用过于燥热的食物。如果脾脏虚弱就易出现胃口不佳、四肢倦怠、头晕、面色萎黄、腹胀、易打嗝等症状。

“脾开窍于口,其华在唇”。脾的功能好,则唇红润。若唇白则标志血气不足,唇暗、唇紫则标志寒入脾经。

巳时养生之道:这个时辰要多喝水,但要慢饮,让脾脏处于最活跃的程度。

(七)午时 11～13 点,心经

心主神明,开窍于舌,其华在面,与小肠相表里。此时宜保持心情舒畅,适当休息或午睡。心推动血液运行,养神、养气、养筋。人在午时能睡片刻,对于养心大有好处,可使下午乃至晚上精力充沛。

心主血脉和神志,如果血脉运行有障碍,会出现急躁失眠、口舌糜烂、贫血、心律不齐、心力衰竭、烦躁不安等现象。

午时养生之道:此时保持心情舒畅,适当休息或午睡。但午睡一般不要超过 1 个小时,否则容易引起晚上失眠。午睡起床后要适量运动,以利疏通周身气血,增强脏腑的功能活动。

(八)未时 13～15 点,小肠经

此时利于营养吸收,是小肠最活跃的时候,故午餐应在下午 1 点前吃最好。

小肠具有区分清、浊及吸收的功能。把水液归于膀胱,糟粕送入大肠,精华输送进脾。如果饮食习惯不好,损伤脾胃时也会引起小肠疾病。小肠虚弱时容易出现心烦口渴、腹部胀痛、腹泻、食欲缺乏等症状。

未时养生之道:午餐应该在下午 1 点之前吃完,才能在小肠精力最旺盛的时候把营养物质吸收,有利于各脏器功能的正常运行。

(九)申时 15～17 点,膀胱经

膀胱经最活跃的时候,可以清除小肠下注的水液及周身的火气,适合多饮水。

膀胱是泌尿系统主要的器官,能储存和排泄尿液。膀胱虚弱时容易出现小便不畅或次数多,混浊不清或有脓血、遗尿、尿痛等症状。

申时养生之道：多喝水、及时排尿，不要憋尿。

（十）酉时17～19点，肾经

肾经负责协调阴阳两种基础生命能量，和心、肝、脾、肺四脏的联系都很密切。如果肾虚则会出现四肢冰冷、精神萎靡、腰膝酸软、头晕耳鸣、失眠健忘等症状。

酉时养生之道：人体经过申时泻火排毒后，肾在酉时进入贮藏精华的阶段。此时不宜剧烈运动，也不适宜大量喝水。对于肾功能不好的人，在这个时候按摩肾经的穴位，效果最为显著。

（十一）戌时19～21点，心包经

心包是指心脏外围组织，可以保护心脏不受外物入侵，但如果有病变就会出现掌心发热、腋窝或胸胁肿胀、心悸不安、面目发黄等症状。

戌时养生之道：心功能不好的人在这个时候按摩心包经效果最好。适宜散步，因为散步不仅起到帮助消化的作用，还有利于维护良好的心脏功能。

（十二）亥时21～23点，三焦经

三焦通百脉，主要在于掌管诸气。人体诸气皆通过三焦而输送到各脏腑。如果出现障碍时就容易出现听觉模糊、咽喉肿痛、喉部或眼睛疼痛、耳鸣，肩臂、手肘、前臂的背侧部疼痛等症状。

亥时养生之道：三焦是六腑中最大的腑，有主持诸气、疏通水道的作用。亥时三焦通百脉，人如果在亥时睡眠，百脉可休养生息，对身体有很多的益处。

四　治疗肝胆疾病的中成药

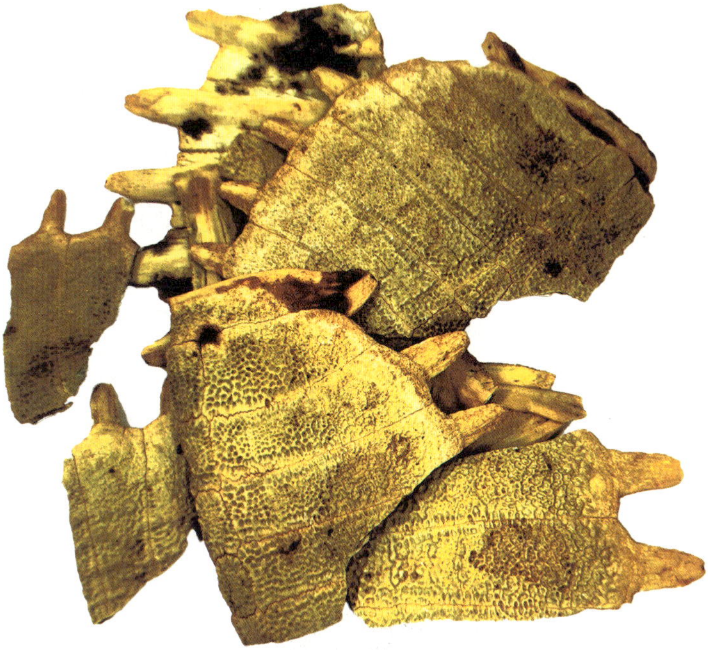

（一）胆宁片

【药品成分】　大黄，虎杖，郁金，青皮，陈皮，山楂，白茅根。

【功能主治】　疏肝利胆，清热通下。用于肝郁气滞、湿热未清所致的右上腹隐隐作痛、胃纳不香、嗳气、便秘；慢性胆囊炎见上述证候者。

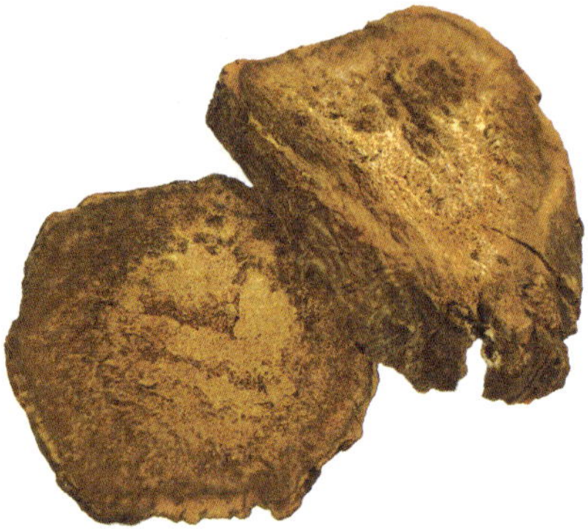

【辨舌象】 舌质红或舌质暗红，舌苔白厚腻或舌苔黄厚腻。

辨证候：口苦、口臭、腹胀、耳鸣、心烦急躁、大便不爽或大便干结。

【用法用量】 一次5片，一日3次，饭后服用。

【主要成分】

大黄：是我国四大中药之一，《神农本草经》因其色黄，故名。药理研究表明大黄具有清热解毒、保肝利胆、泻下、降血脂、止血作用。现代证实大黄专攻湿热、荡涤湿浊、推陈致新、药力甚佳，堪称将军。

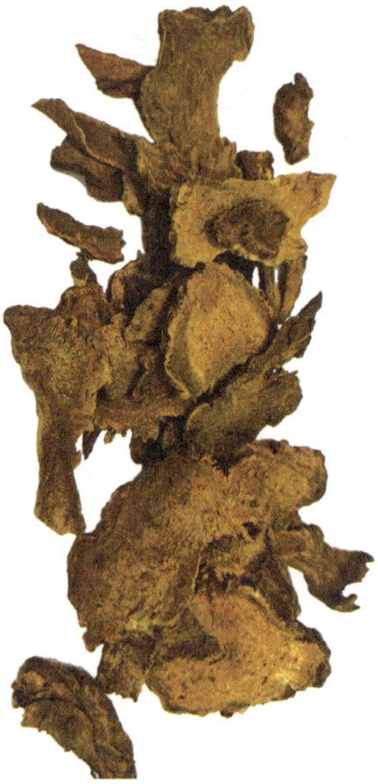

虎杖：为蓼科植物虎杖的干燥根茎和根。具有利湿退黄，清热解毒，散瘀止痛，止咳化痰，泻热通便的功效。用于湿热黄疸，痈肿疮毒，癥瘕积聚，跌打损伤，肺热咳嗽，热结便秘。

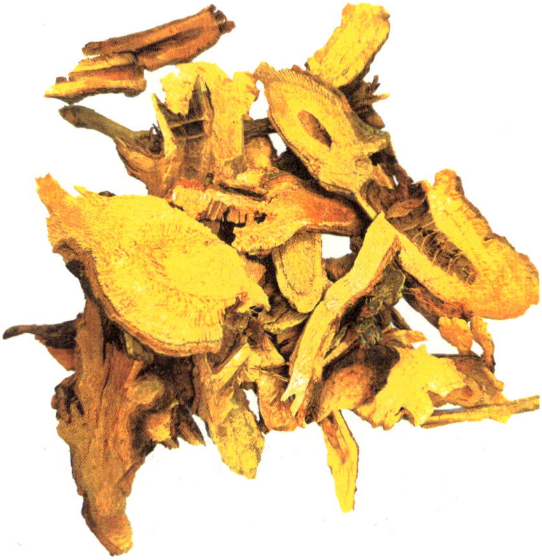

郁金：为姜科植物温郁金的干燥根茎。有活血止痛，行气解郁，清心凉血，利胆退黄的功效，用于气血瘀滞之痛证，热病神昏，肝胆湿热，黄疸，结石症，症见胸胁刺痛，胸痹心痛，热病神昏，血热吐衄，黄疸尿赤。

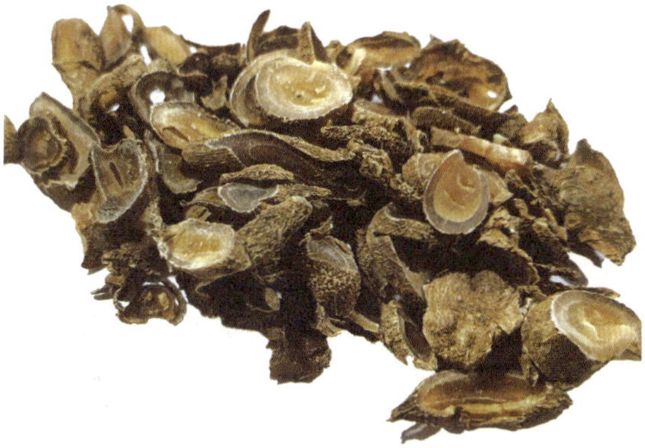

青皮：为芸香科植物橘的干燥幼果或未成熟果实的果皮。有疏肝破气，消积化滞的功效。

用于肝郁气滞之胸胁胀痛，疝气疼痛，脘腹胀痛，食积腹痛，癥瘕积聚。

陈皮：为芸香科植物橘的成熟干燥果皮。有理气健脾，燥湿化痰之功效。用于脾胃气滞证，脘腹胀痛，食少吐泻，咳嗽痰多。

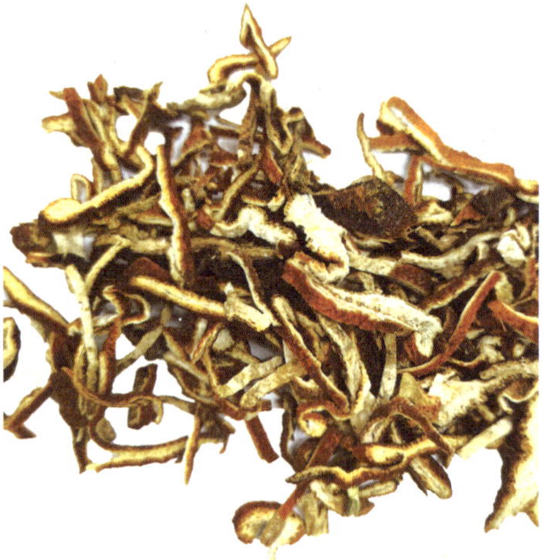

山楂：消食积，散瘀血。用于饮食积滞，泻痢腹痛，瘀阻心腹之疼痛。尤为消化油腻肉食积滞之要药。现代单用本品制剂治疗冠心病、高血压、高脂血症、细菌性痢疾等。

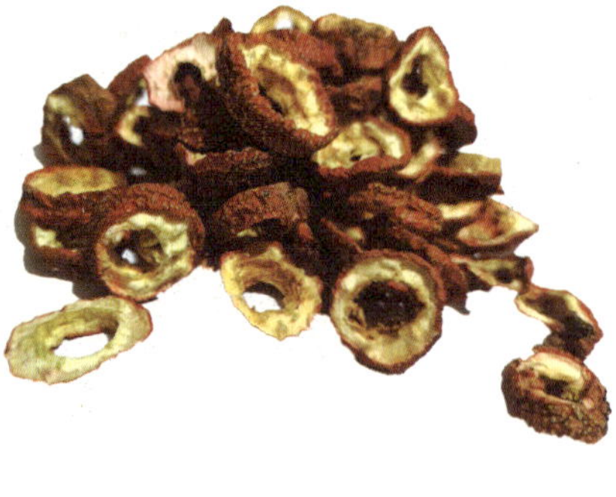

白茅根：为禾本科植物白茅的干燥根茎。有凉血止血，清热利尿，清肺胃热之功效。用于血热吐衄，尿血，热病烦渴，肺热咳喘，胃热呕吐，湿热黄疸。对膀胱湿热蕴结而致的小便不利、尿血尤为适宜。

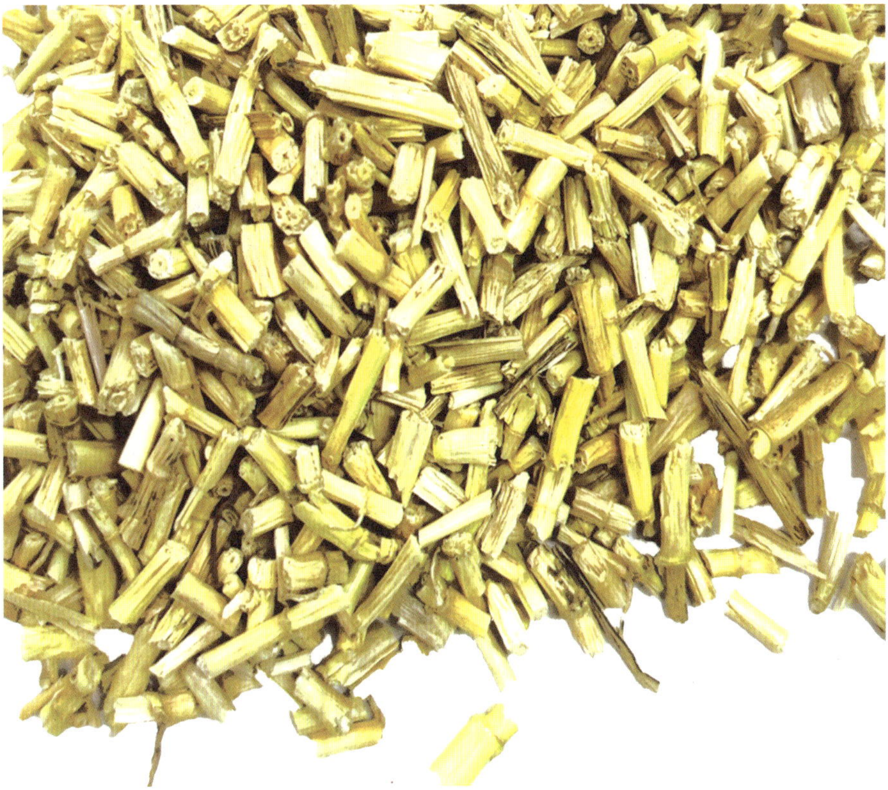

【注意事项】

1. 服用胆宁片会出现小便深黄、大便次数增多，偶有轻度腹泻，为湿有出路，浊有出路，热有出路，病有出路的佳兆。即出现腹泻为服药过程中的正常现象。如每日排便增至3次以上者，可酌情减量服用。

2. 孕妇慎用。

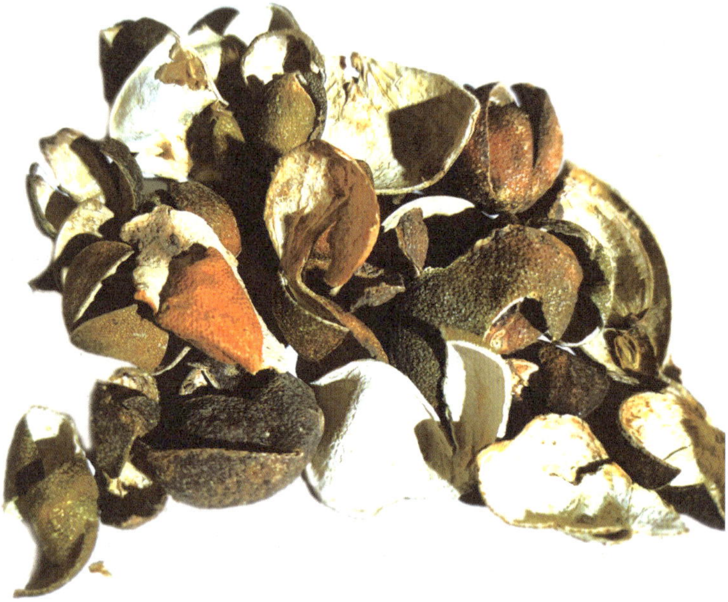

【相关阅读】

1.《素问·灵兰秘典论》:“肝者,将军之官,谋虑出焉”“胆者,中正之官,决断出焉”。

2.《素问·奇病论》:“夫肝者,中之将也,取决于胆。”另外此书创造性地提出了有关人体生命科学的重大命题“凡十一藏,取决于胆也”。这一千古医理,为后世医者指点迷津。见肝之病,知肝传脾,当先实脾,肝脾同治。见胆之病,知胆传胃,当先和胃。胆胃同治。肝胆、脾胃位居中焦,肝与胆、脾与胃在生理上相互联系,在病理上相互影响。所以治肝病要兼顾到脾,治胆疾要兼顾到胃。

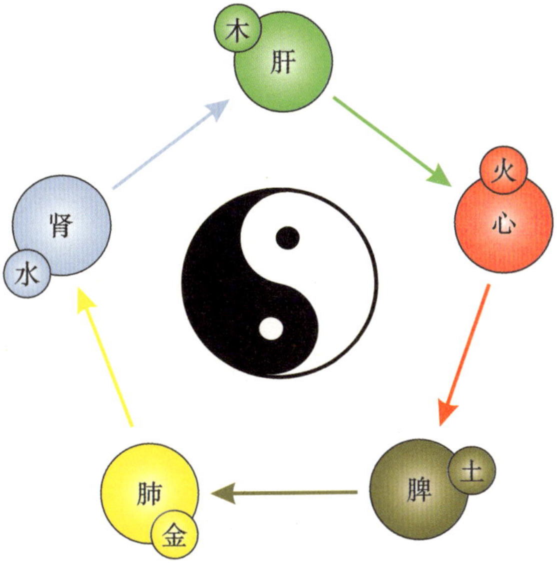

人体五行

《黄帝内经》：五藏各有外候，与形体诸窍各有特定的联系。肝开窍于目，心开窍于舌，脾开窍于口，肺开窍于鼻，肾开窍于耳及二阴，相应的脏与腑在生理及病理上有着密不可分的联系，五脏功能的强弱及疾病，可在相应官窍上有所反应。

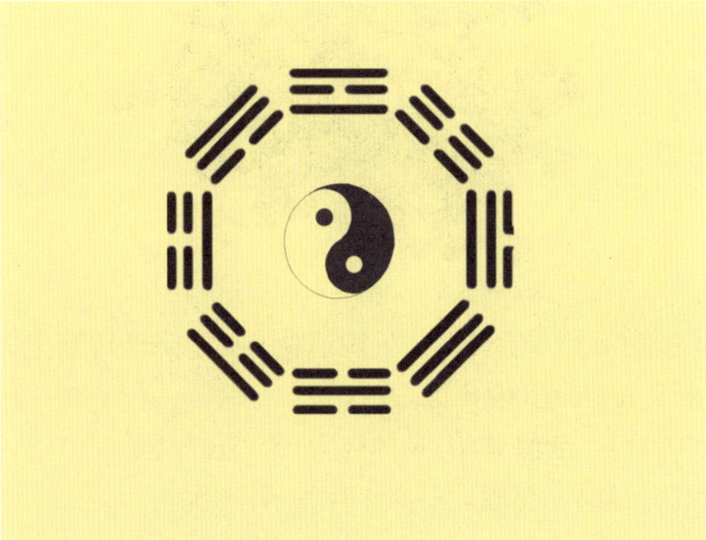

【通下作用】

①二便分消作用：大黄、白茅根。②促进消化作用：青皮、陈皮、山楂。③活血化瘀作用：大黄、虎杖、郁金、山楂。④方中促进消化作用的青皮、陈皮、山楂，理气健脾消积，胆胃同治，有别于其他同类利胆药。⑤大黄、虎杖、郁金、山楂 4 味药又具有活血化瘀作用，体现了中医久病多瘀的观点。

（二）护肝片

【药品成分】 柴胡、茵陈、板蓝根、五味子、猪胆粉、绿豆。

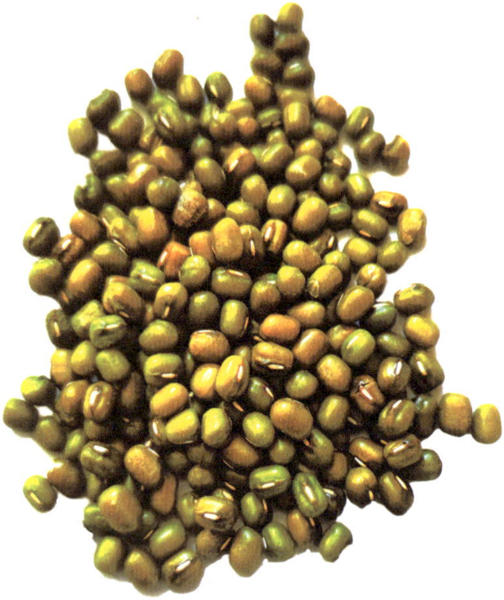

【功能主治】 疏肝理气，健脾消食。具有降低转氨酶作用，用于慢性肝炎及早期肝硬化等。

【辨舌象】 舌绛紫暗，舌体胖大，舌苔白厚腻。

【用法用量】 口服。一次 4 片，一日 3 次。

【主要成分】

柴胡：入药部位为伞形科植物柴胡或狭叶柴胡的干燥根。味辛、苦，性微寒。归肝、胆、肺经。具有和解表里，疏肝解郁，升阳举陷，退热截疟的药用功效。用于感冒发热，寒热往来，胸胁胀痛，月经不调，子宫脱垂，脱肛。

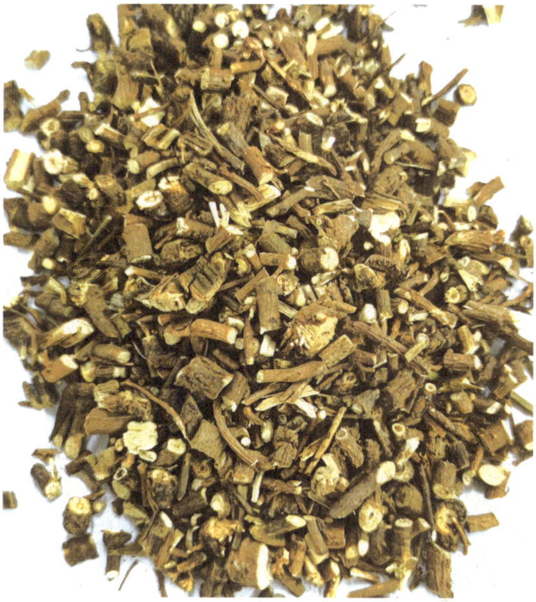

【注意事项】

1. 服药时禁同时吃辛辣刺激性的食物。
2. 禁烟、戒酒。
3. 禁食生冷性寒的食物，例如冷饮、雪糕。
4. 避免受凉。
5. 食用营养丰富的食物，并注意各要素合理搭配。
6. 清淡饮食。

（三）消炎利胆片

【药品成分】　穿心莲，溪黄草，苦木。

【功能主治】　用于肝胆湿热所致的肋痛，口苦；急性胆囊炎、胆管炎。

【辨舌象】　舌质红，苔黄腻、舌体胖大。

【用法用量】 一次6片(小片)或3片(大片),一日3次。

【主要成分】

穿心莲:一年生草本植物,药用植物,有清热解毒、消炎、消肿止痛作用。临床可用于治疗各种感染性疾病、钩端螺旋体病、肠伤寒、急性黄疸型肝炎、肺炎及其他呼吸道炎症、小儿消化不良和菌痢、小儿乙型脑炎、神经性皮炎、湿疹。

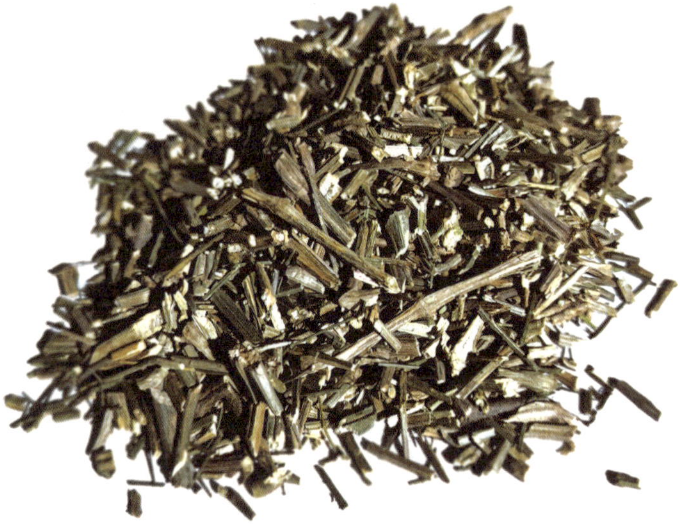

【注意事项】

1. 本品药性苦寒,脾胃虚寒者(症状表现为畏寒喜暖、口淡不渴或喜热饮等)慎用。

2. 本品所含苦木有一定毒性,不宜过量、久服。

3. 慢性肝炎、肝硬化以及肝癌患者慎用,不可久服,以免加重肝功能损害。

4. 用于治疗急性胆囊炎感染时,应密切观察病情变化,若发热、黄疸、上腹痛等症加重时,应及时停用。

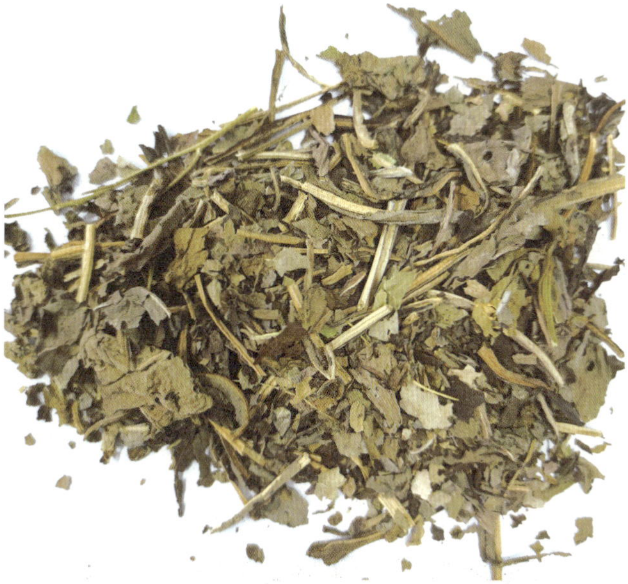

(四)清肝利胆口服液

【药品成分】 茵陈,山银花,栀子,厚朴,防己。

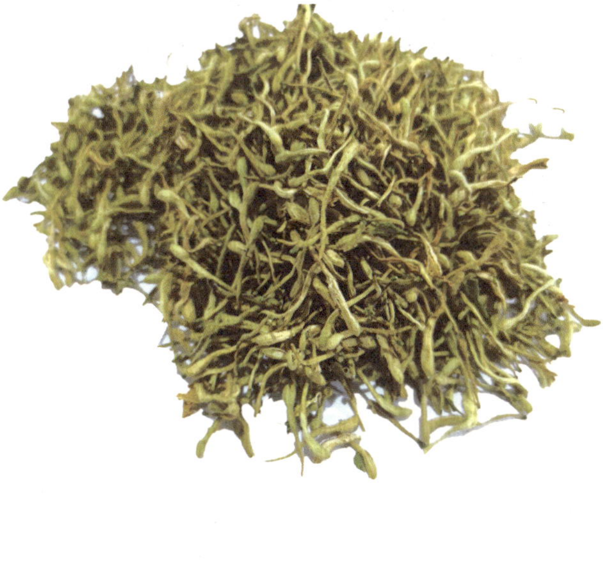

【功能主治】 用于湿热蕴结所致的纳呆，胁痛，疲倦，乏力，尿黄，苔腻，脉弦。

【辨舌象】 舌质红，苔黄腻舌体胖大。

【用法用量】 一次 20 ~ 30 mL，一日 2 次，10 日为一疗程。

【主要成分】

茵陈：经冬不死，春则因陈根而生，故名因陈或茵陈。入药部位为菊科植物滨蒿或茵陈蒿的干燥地上部分。味苦、辛，性微寒。归脾、胃、肝、胆经。具有清利湿热，利胆退黄的功效。用于黄疸尿少，湿温暑湿，湿疮瘙痒。可预防流感，治中暑、感冒、头痛身重、腹痛、呕吐、胸膈胀满、气阻食滞、小儿食积腹胀、腹泻、月经过多、崩漏带下、皮肤瘙痒及水肿等症。

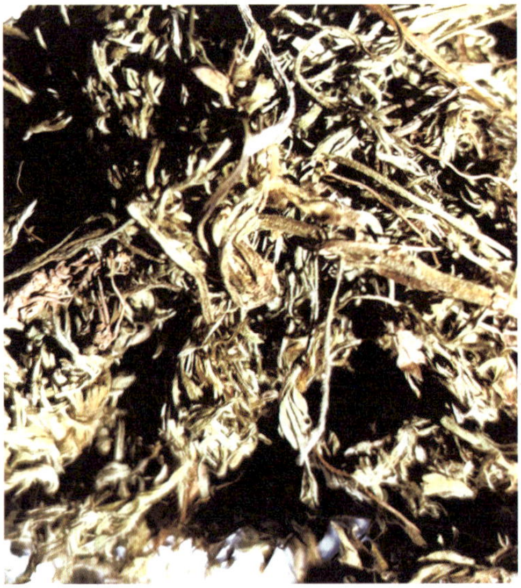

【注意事项】

1. 禁食辛辣、刺激、油腻的食物。

2. 孕妇、哺乳期妇女、年老体弱、儿童慎用。

3. 患有高血压、糖尿病、心脏病以及肝肾功能不全的人群慎用。

（五）胆康胶囊

【药品成分】　茵陈、蒲公英、柴胡、郁金、人工牛黄、栀子、大黄、薄荷素油。

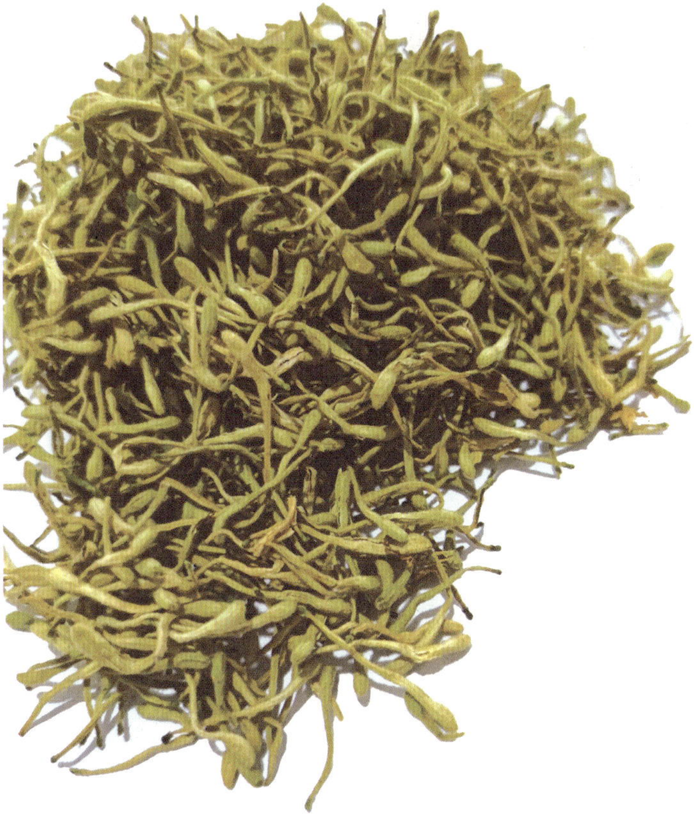

【功能主治】　舒肝利胆，清热解毒，消炎止痛。用于急慢性胆囊炎，胆道结石等胆道疾患。

【辨舌象】　舌体尖尖，舌尖和舌两边发红，舌苔变白。

【用法用量】　一次4粒，一日3次，30日为一疗程。

【主要成分】

郁金:为姜科植物温郁金的干燥根茎。有活血止痛,行气解郁,清心凉血,利胆退黄的功效,用于气血瘀滞之痛证,热病神昏,肝胆湿热、黄疸、结石症,症见胸胁刺痛,胸痹心痛,热病神昏,血热吐衄,黄疸尿赤。

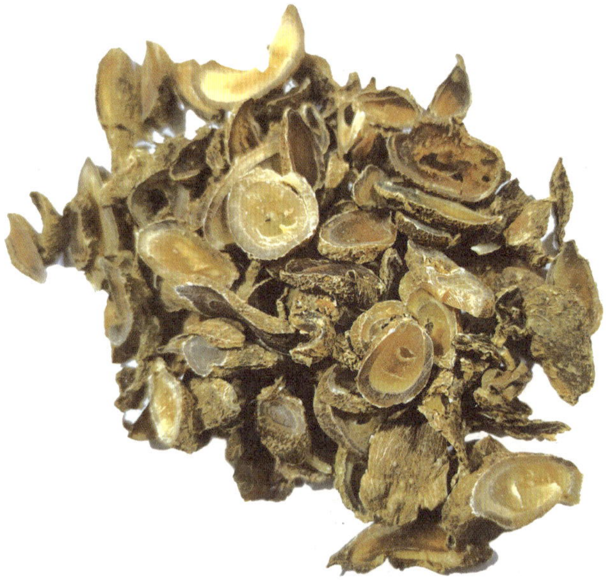

【注意事项】

1. 不良反应:偶见腹泻,可适当调减药量。

2. 孕妇忌服。

(六)胆舒胶囊

【药品成分】 薄荷素油

【功能主治】 疏肝理气,利胆。主要用于慢性结石性胆囊炎,慢性胆囊炎及胆结石肝胆郁结,湿热胃滞证。

【辨舌象】 舌质发红,舌苔黄腻。

【用法用量】 一次1~2粒,一日3次。

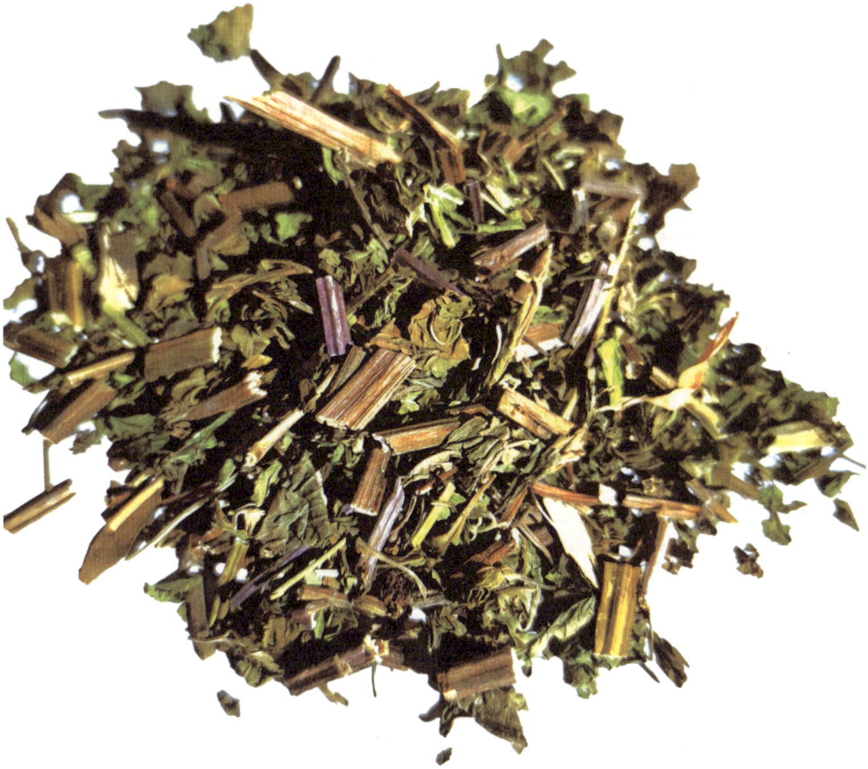

【主要成分】

薄荷素油:薄荷素油为无色或淡黄色的澄清液体。有特殊清凉香气,味初辛、后凉。是芳香药、调味药及祛风药。可用于皮肤或黏膜产生清凉感以减轻不适及疼痛。另具有疏肝理气、利胆功效。主要用于慢性结石性胆囊炎,慢性胆囊炎及胆结石肝胆郁结,湿热胃滞证。

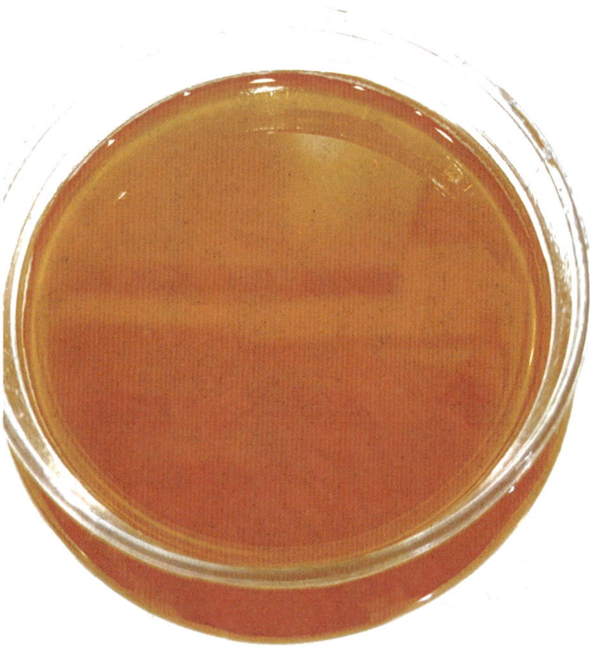

【注意事项】

1. 药品性状发生改变时,如胶囊相互粘连,变形,破裂,霉变,内容物结块、变硬等,慎用。

2. 请在包装有效期内服用。

3. 过敏体质者慎用。

4. 糖尿病、高血压、心脏病、肾脏病等慢性病患者及严重肝肾功能不全者慎用,或在医师指导下服用。

(七)肝苏丸

【药品成分】 扯根菜。

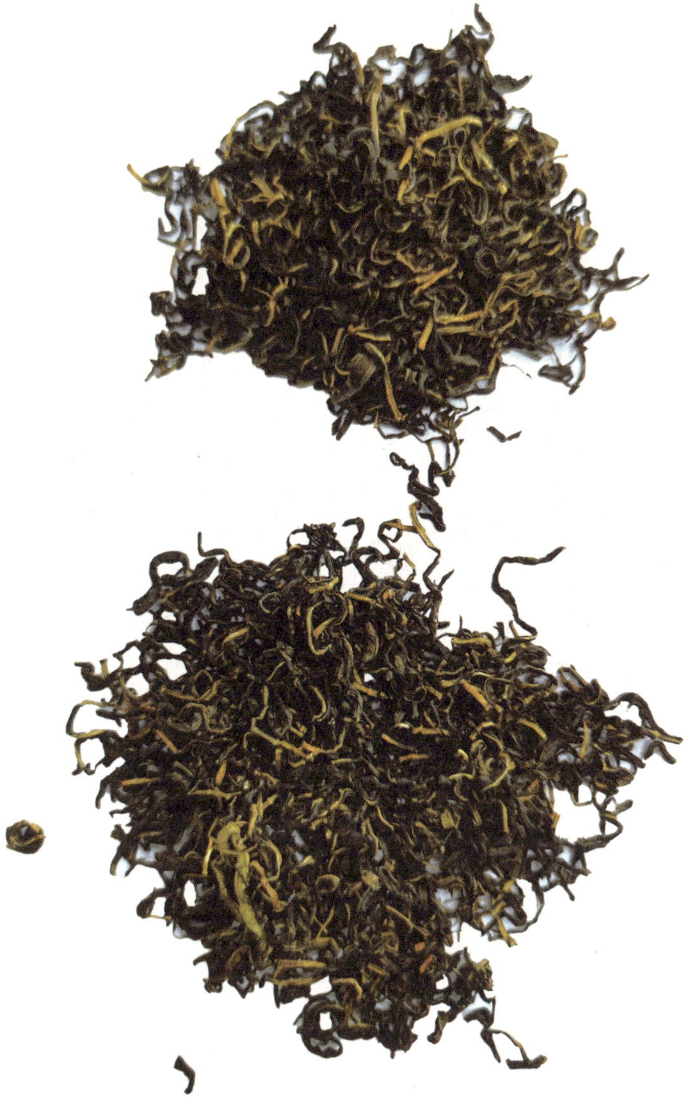

【功能主治】 降酶保肝,退黄健脾,用于慢性活动性肝炎、乙型肝炎,也可以用于急性病毒性肝炎。

【辨舌象】 舌质发红,舌苔白厚腻。

【用法用量】 口服。一次 1 袋,一日 3 次。

【主要成分】

扯根菜:全草入药。味甘、性温。具有利水除湿、祛瘀止痛的药用功效。主治黄疸、水肿、跌打损伤等。

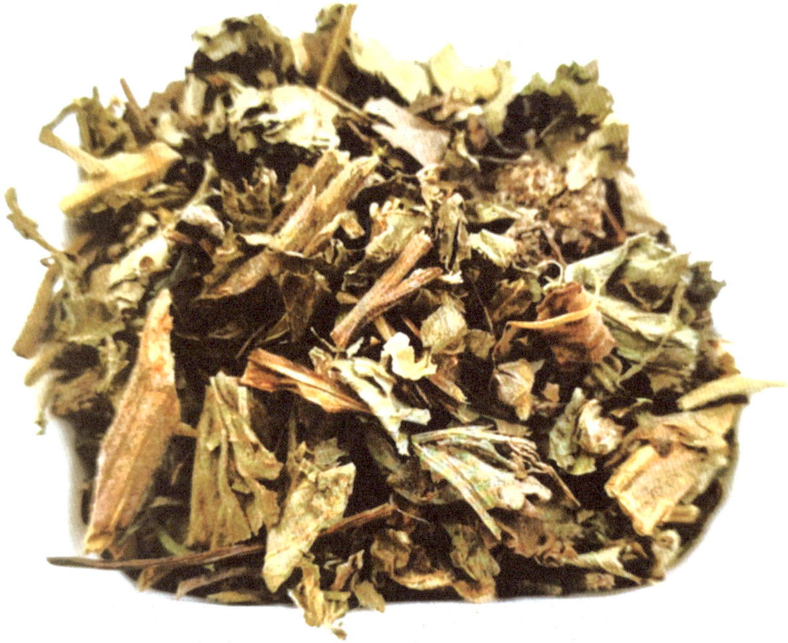

【注意事项】

1. 肝性脑病、严重氮质血症以及氨基酸代谢障碍的患者禁用。

2. 忌辛辣刺激食物、忌肥甘厚味油腻食物,戒烟、戒酒。

3. 对本品过敏者禁用。

(八)肝康宁片

【药品成分】 白花蛇舌草、虎杖、垂盆草、柴胡、人参、白术、丹参、三七、郁金、土木香、五味子、甘草。

【功能主治】 清热解毒,活血疏肝,健脾祛湿。用于急慢性肝炎,湿热疫毒蕴结、肝郁脾虚证候所见胁痛腹胀、口苦纳呆、恶心、厌油、黄疸日久不退或反复出现,小便发黄、大便偏干或黏滞不爽、神疲乏力等症。

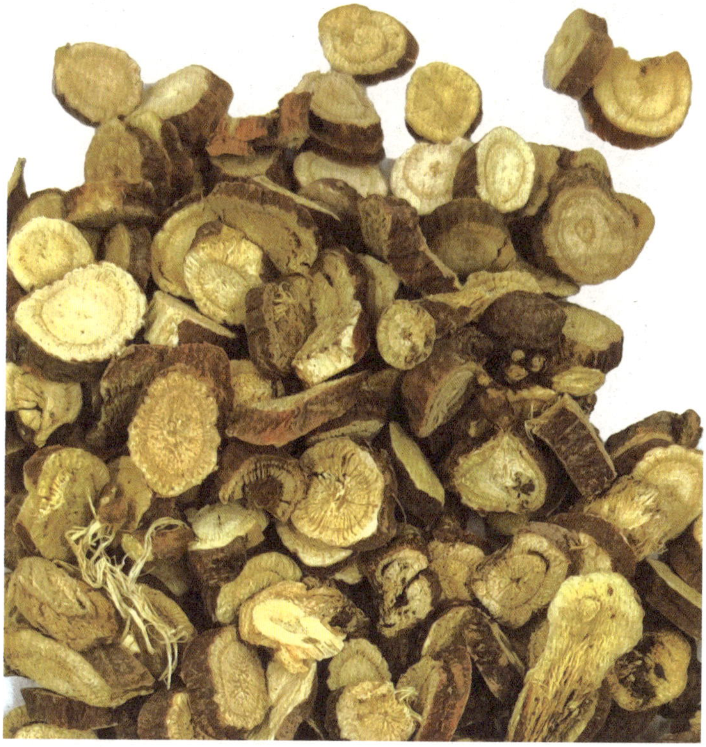

【辨舌象】 舌质发红,舌体胖大,舌苔白腻。

【用法用量】 口服。一次 3 ~5 片,一日 3 次;或遵医嘱。

【主要成分】

白花蛇舌草:味苦、甘,性寒。归肺、胃、大肠、小肠经。具有清热解毒、消痈、利湿的药用功效。用于疮毒、咽喉肿痛、肠痈腹痛、毒蛇咬伤,也用于热淋涩痛、小便不利。

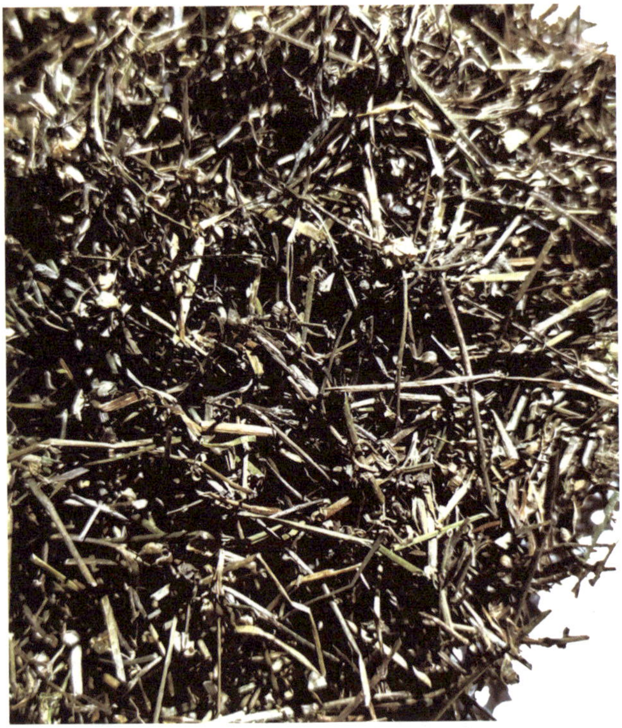

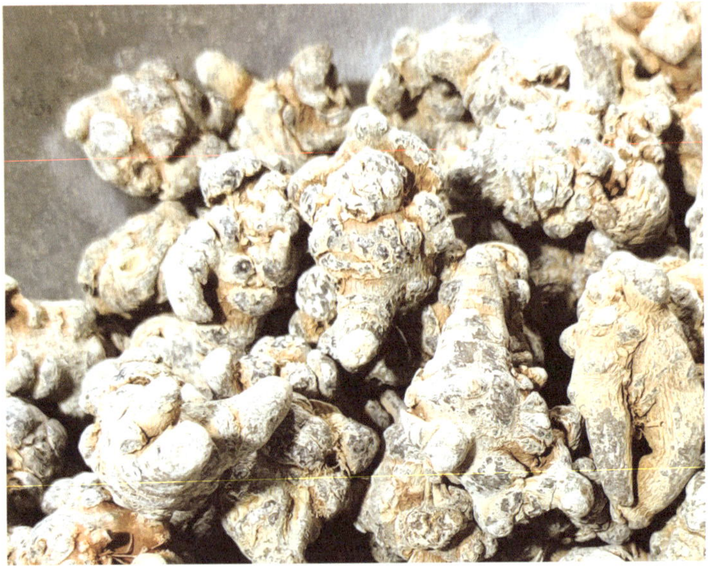

【注意事项】

1. 过敏体质的患者应该慎用。

2. 孕妇、新生儿、有严重肾病的患者禁用。

3. 对本药过敏的患者禁用。

(九)四逆散

【药品成分】 柴胡、枳实、芍药、炙甘草。

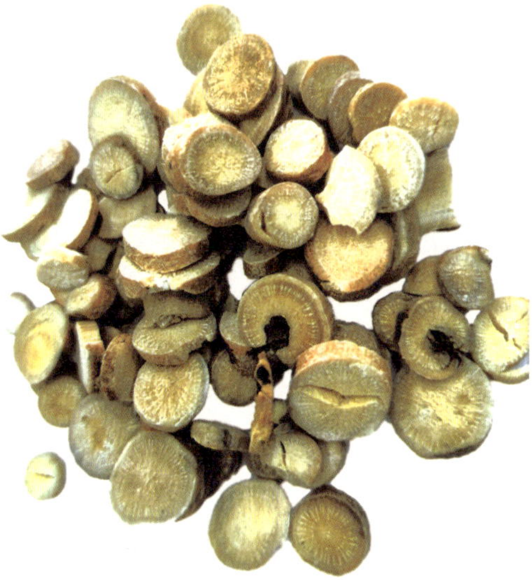

【性状】 本品为淡黄色的粉末;味苦。

【功能主治】 透解郁热,疏肝理脾。用于热厥,手足不温,脘腹胁痛,泻痢下重。

【辨舌象】 舌质淡白,舌体胖大,舌边有齿痕。

【用法用量】 开水冲泡或炖服。一次 9 g,一日 2 次。

【注意事项】

1. 肝血虚、脾胃虚寒等现象的人应尽量避免使用。

2. 饭后 30 分钟服用为佳。

3. 服药期间应避免吃辛辣刺激性的食物。

4. 不良反应:尚不明确。

5. 禁忌:尚不明确。

【相关阅读】

1.《滇南本草》:“伤寒发汗用柴胡,至四日后方可用:若用在先,阳证引入阴经,当忌用。”

2.《本经逢原》:“柴胡,小儿五疳羸热,诸疟寒热,咸宜用之。痘疹见点后有寒热,或胁下疼热,于透表药内用之,不使热留少阳经中,则将来无咬牙之患。”

(十)柴胡疏肝散

【药品成分】 陈皮、柴胡、川芎、香附、枳壳、芍药、甘草。

【功能主治】 疏肝理气,活血止痛。用于肝气瘀滞证,胁肋疼痛,胸闷善太息,情志抑郁易怒,嗳气,脘腹胀满,脉弦。

【辨舌象】 舌质偏红,苔黄,舌边多有浊沫,舌下有瘀斑。

【用法用量】 水一盅半,煎八分,每日3次食前服。

【注意事项】 本方芳香辛燥,易耗气伤阴,不宜久服。

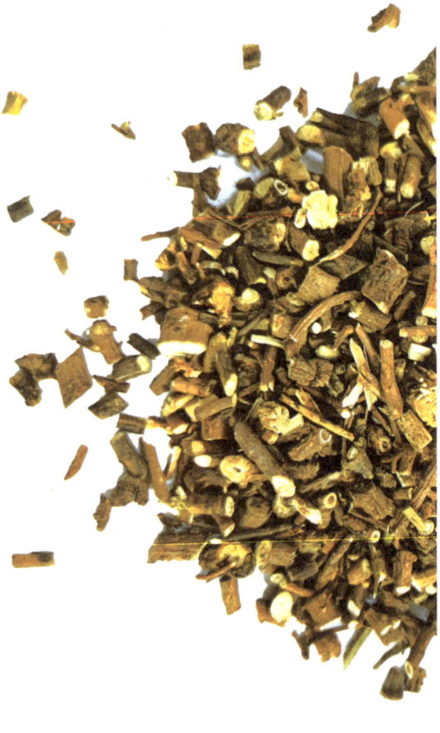

（十一）茵莲清肝颗粒

【药品成分】 茵陈、半枝莲、白花蛇舌草、广藿香、佩兰、虎杖、茯苓、郁金、泽兰、白芍（炒）、当归、琥珀。

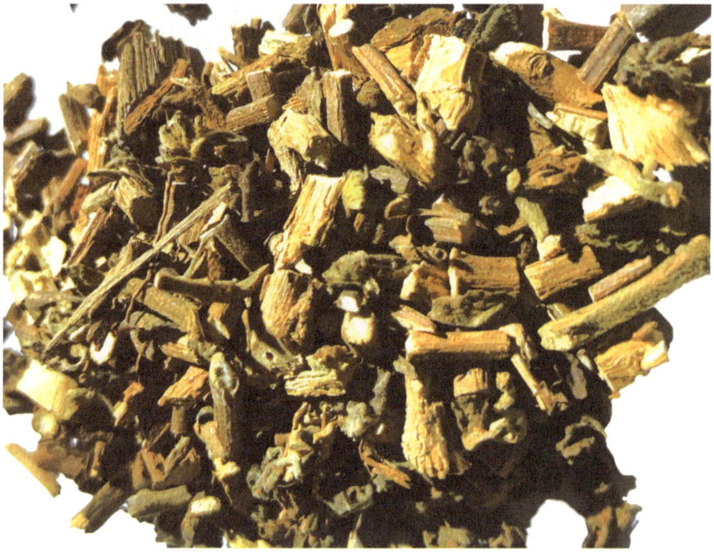

【性状】 本品为棕褐色颗粒，气微清香，味微苦。

【功能主治】 本品清热解毒，调肝和脾。用于急性甲型、慢性乙型病毒性肝炎属“湿热蕴结，肝脾不和”证者，症见胁痛、脘痞、纳呆、乏力等。

【辨舌象】 舌质红，苔厚腻，舌体胖大。

【用法用量】 温开水冲服，一次 10 g（1 袋），一日 3 次。急性甲型病毒性肝炎的一疗程为 4 周，慢性乙型病毒性肝炎的一疗程为 3 个月。

【主要成分】

半枝莲：性寒、味酸，具有凉血解毒、散瘀止痛、消肿和清热利湿之功效。治阑尾炎、肝炎、胃痛、早期肝癌、肺癌、子宫颈癌、乳腺炎等。

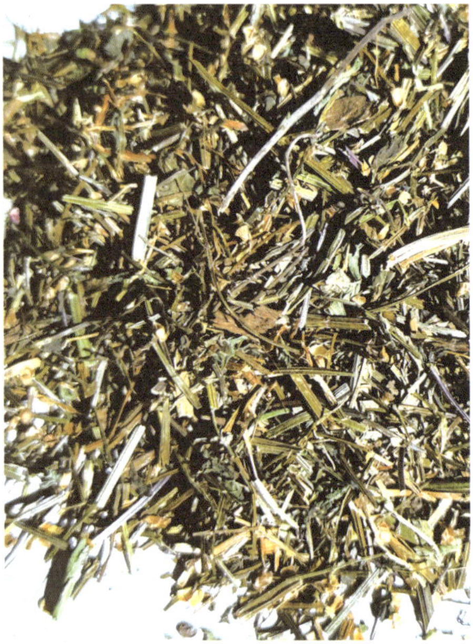

【注意事项】

1. 孕妇慎用。

2. 忌食辛辣油腻食物。

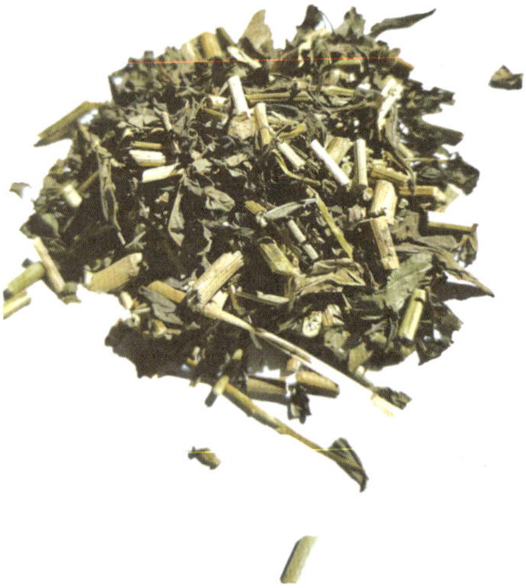

【相关阅读】

1.《南京民间药草》:“破血通经。”

2.《广西药用植物图志》:“消炎,散瘀止血。治跌打伤及血痢。”

3.《南宁市药物志》:“消肿止痛。治跌打刀伤及疮疡。”

4.《泉州本草》:“通络,清热解毒,祛风散血,行气利水,破瘀止痛。内服主血淋,吐血,衄血。”

(十二)参灵肝康胶囊

【药品成分】 人参、灵芝、半边莲、旱莲草、田基黄、熊胆粉、三七、红花、龙胆草、山豆根、五味子、枸杞子、杜冲、当归、补骨脂、溪黄草、甘草。

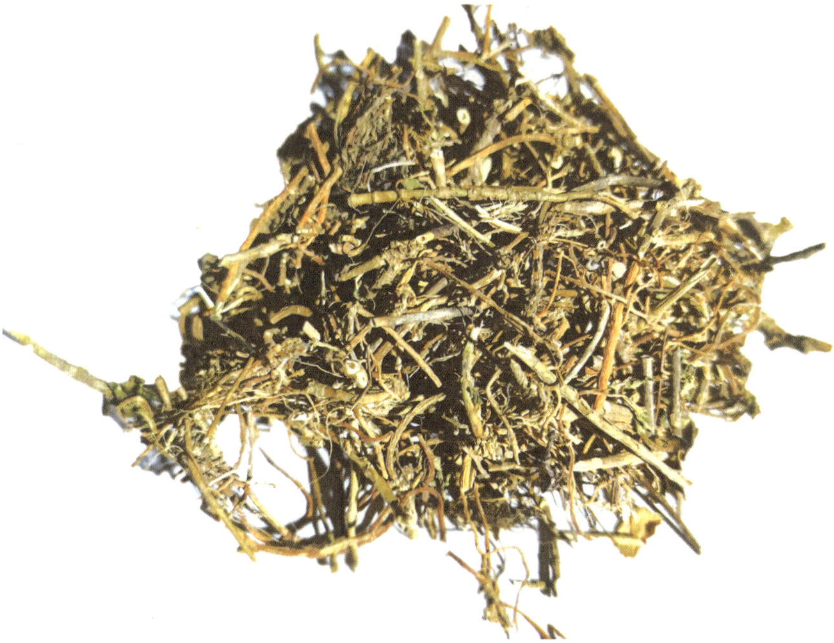

【功能主治】 清热化结,消肿止痛,调和气血,养肝益肾,抑制病毒,增强免疫力。用于急慢性乙型肝炎、肝功能不正常者。对食欲缺乏,厌油口苦,胁肋胀痛,脘腹胀满,倦怠乏力,急躁易怒,小便赤黄等症亦有效。

【辨舌象】 舌质偏红，苔黄厚腻，舌体胖大。

【用法用量】 饭后温开水送服。每日3次，每次4粒，急性肝炎14天为1个疗程，慢性肝炎3个月为1个疗程。

【主要成分】

人参：味甘、微苦，性温、平。归脾、肺经、心经。五加科人参属人参的根为入药部位。有大补元气、补脾益肺、生津、安神之功效。主治：体虚欲脱，肢冷脉微，脾虚食少，肺虚喘咳，津伤口渴，内热消渴，惊悸失眠，阳痿宫冷，心力衰竭。用于气短喘促，心悸健忘，口渴多汗，食少无力，一切急慢性疾病及失血后引起的休克、虚脱。治劳伤虚损，食少，倦怠，反胃吐食，大便滑泻，惊悸，健忘，眩晕头痛，阳痿，尿频，消渴及久虚不复，一切气血津液不足之证。

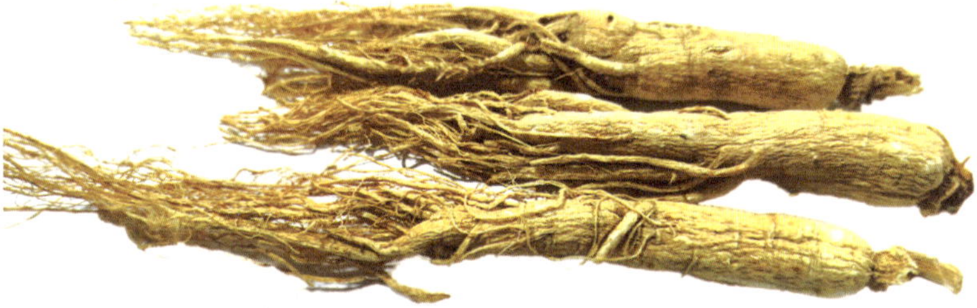

【注意事项】

①服药期间忌酒。②忌辛辣刺激和寒凉的食物。

【相关阅读】

1.《别录》："疗肠胃中冷，心腹鼓痛，胸肋逆满，霍乱吐逆，调中，止消渴，通血脉，破坚积，令人不忘。"

2.《日华子本草》："调中治气，消食开胃。"

3.《珍珠囊》："养血，补胃气，泻心火。"

4.《医学启源》："治脾胃阳气不足及肺气促，短气、少气，补中缓中，泻肺脾胃中火邪。

5.《主治秘要》："补元气，止泻，生津液。"

6.《滇南本草》:“治阴阳不足,肺气虚弱。”

7.《本草蒙筌》:“定喘嗽,通畅血脉,泻阴火,滋补元阳。”

(十三)益肝灵片

【药品成分】　水飞蓟提取物。

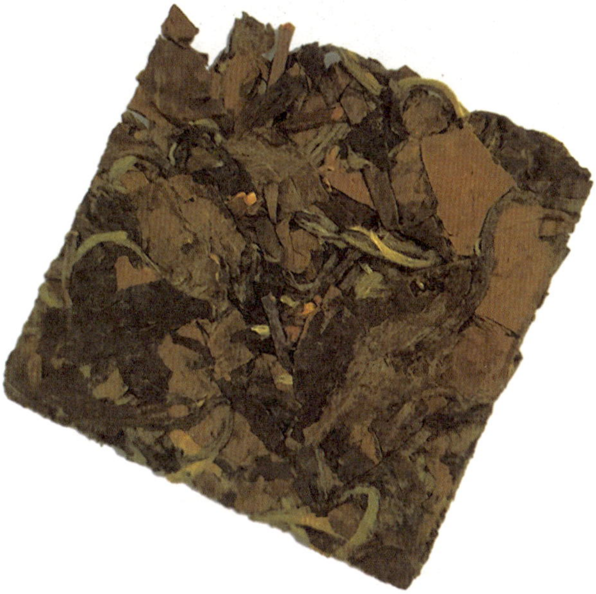

【性状】　本品为薄膜衣片,除去薄膜衣后显淡黄色至棕黄色;气微,味微甜、苦。

【功能主治】　具有改善肝功能、保护肝细胞膜的作用,用于急、慢性肝炎及迁延性肝炎。

【辨舌象】　舌色鲜红,舌面偏干,舌苔黄腻。

【用法用量】　口服。一次2片(77 mg),一日3次。

【主要成分】

水飞蓟:瘦果入药。性味苦凉,有清热解毒、保肝利胆作用。

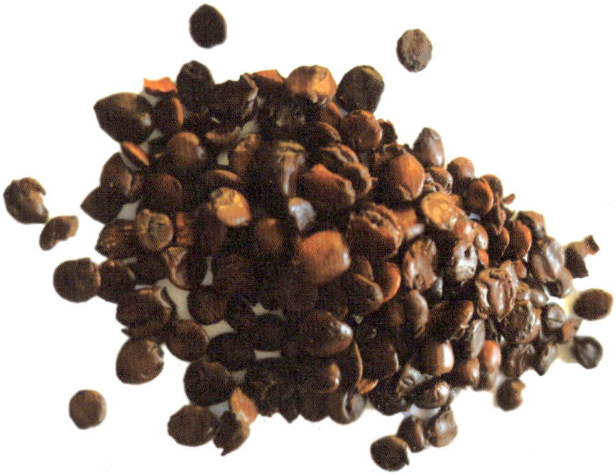

【注意事项】

1. 肝阴虚亏、阴虚火旺者不宜。(舌象表现为:舌质红,无舌苔、舌面裂痕)

2. 忌食辛辣油腻之品,以免加重病情。

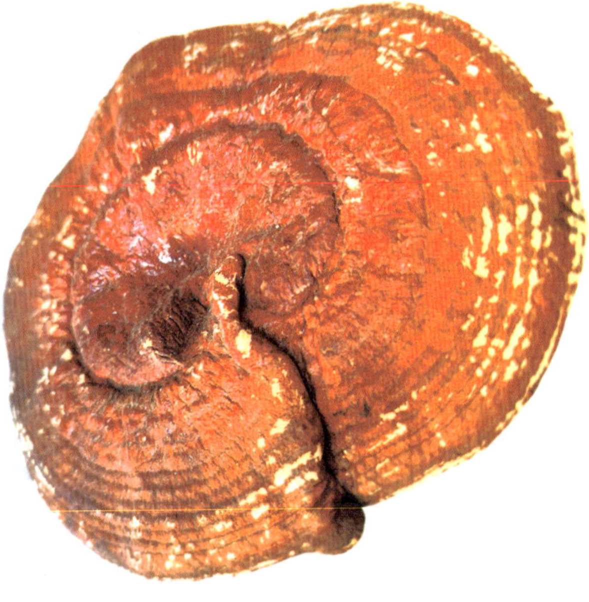

【药理作用】 本品系从菊科水飞蓟属植物水飞蓟(silybum marianum)果实中提取分离而得的之种黄酮类化合物。具有明显的保护及稳定肝细胞膜的作用,改善肝功能的作用。可以捕捉氧自由基减少有毒物质引起的脂质过氧反应;能够刺激肝细胞膜内蛋白质的生命合成。

【注意事项】 个别患者有时会有轻微的腹泻。

(十四)清肝片

【药品成分】 板蓝根、茵陈、甘草。

【性状】 本品为糖衣片,除去糖衣显棕黄色至棕色;气微,味甜、微苦。

【功能主治】 清热解毒,疏肝退黄。用于急、慢性肝炎。

【辨舌象】 舌苔黄厚腻,有齿痕,舌体胖大。

【用法用量】 口服。一次4~6片,一日3次。

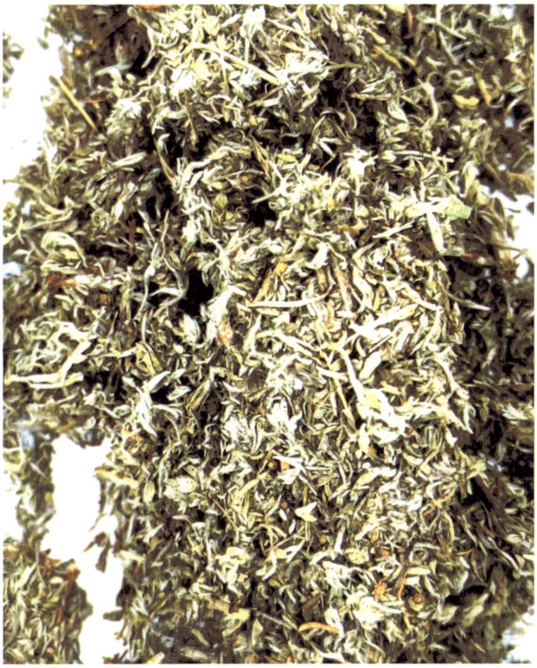

【主要成分】

板蓝根：十字花科植物菘蓝的根或爵床科植物马蓝的根茎及根为入药部位。性寒，味先微甜后苦涩，具有清热解毒、预防感冒、利咽之功效。主治外感发热，温病初起，咽喉肿痛，温毒发斑，痄腮，丹毒，痈肿疮毒。

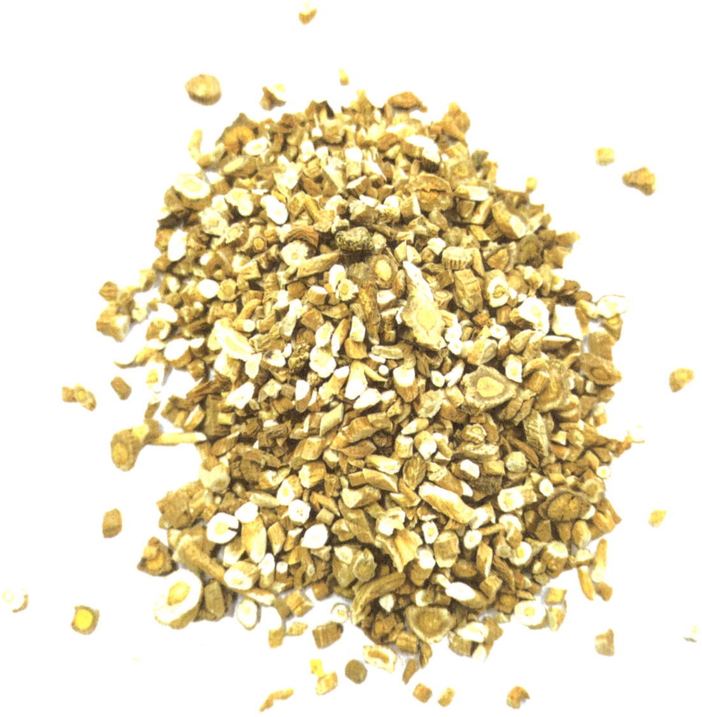

【注意事项】

1. 戒烟戒酒。

2. 尽量食用容易消化的食物，以减轻肝的负担。

3. 尽量避免熬夜，保持适当的运动量，保持心情舒畅。

【相关阅读】

《本草便读》："板蓝根即靛青根，其功用性味与靛青叶同，能入肝胃血分，不过清热、解毒、辟疫、杀虫四者而已。但叶主散，根主降，此又同中之异耳。"

茵陈的药用记载：

1.《本草经疏》："茵陈，其主风湿寒热，邪气热结，黄疸，通身发黄，小便不利及头热，皆湿热在阳明、太阴所生病也。苦寒能燥湿除热，湿热去，则诸症自退矣。除湿散热结之要药也。"

2.《本草述钩元》："发陈致新，与他味之逐湿热者殊，而渗利为功者，尤难相匹。"

3.《本草图解》："发黄有阴阳两种，茵陈同栀子、黄柏以治阳黄，同附子、干姜以治阴黄。总之，茵陈为君，随佐使之寒热而理黄证之阴阳也。"

4.《别录》："茵陈生太山及丘陵坡岸上，五月及立秋采，阴干。治通身发黄，小便不利，除头热，去伏瘕。"

（十五）肝脾康胶囊

【药品成分】　柴胡、黄芪、青皮、白芍、白术、板蓝根、姜黄、茯苓、水蛭、三七、郁金、鸡内金（炒）、熊胆粉、水牛角浓缩粉。

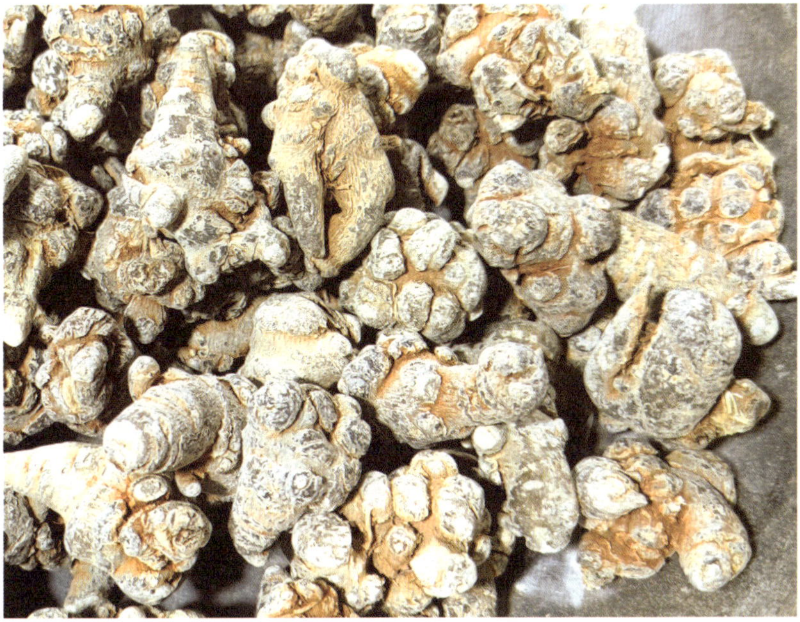

【性状】 本品为胶囊剂，为棕黄至棕褐色颗粒与粉末，味微苦。

【功能主治】 疏肝健脾、活血清热。用于肝郁脾虚、余热未清证，症见：胁肋胀痛、胸脘痞闷、食少纳呆、神疲乏力、面色晦暗、胁下积块，以及慢性肝炎、早期肝硬化见于上述证候者。

【辨舌象】 舌苔发白、厚腻，舌体胖大，舌边有齿痕。

【用法用量】 餐前半小时口服。一次 5 粒，一日 3 次。3 个月为 1 个疗程；或遵医嘱。

【主要成分】

青皮：入药部位为芸香科植物橘及其栽培变种的干燥幼果或未成熟果实的果皮。味苦、辛，性温。归肝、胆、胃经。有疏肝破气，消积化滞的功效。用于胸胁胀痛，疝气疼痛，乳癖，乳痈，食积气滞，脘腹胀痛。

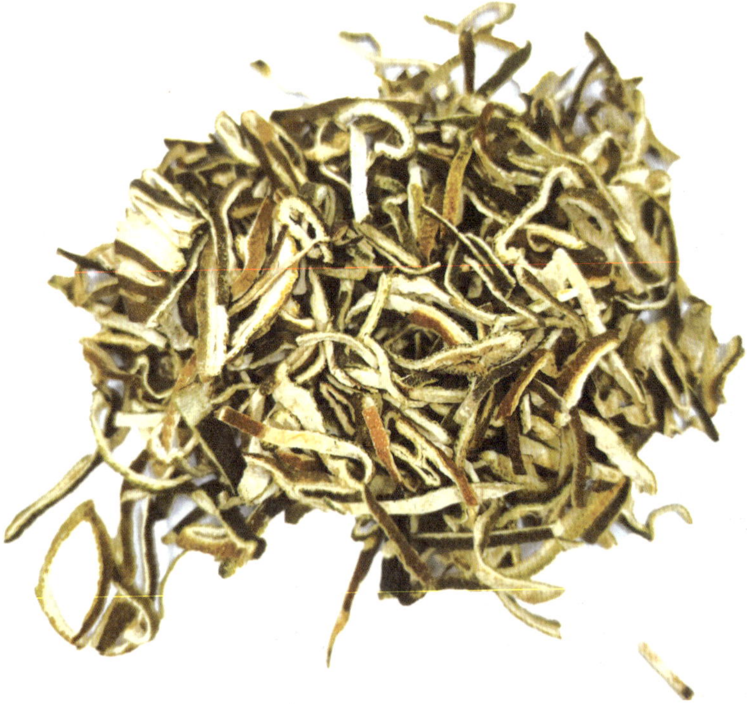

白术:味苦、甘,性温。具补脾健胃、燥湿利水、止汗安胎之功效。用于脾虚食少,消化不良,泄泻,水肿,自汗,胎动不安。

白术根茎含挥发油,油中主要药品成分为苍术酮、苍术醇、白术内酯等,对治疗肝硬化腹水、原发性肝癌、梅尼埃综合征、慢性腰痛、急性肠炎及白细胞减少症等有一定疗效。

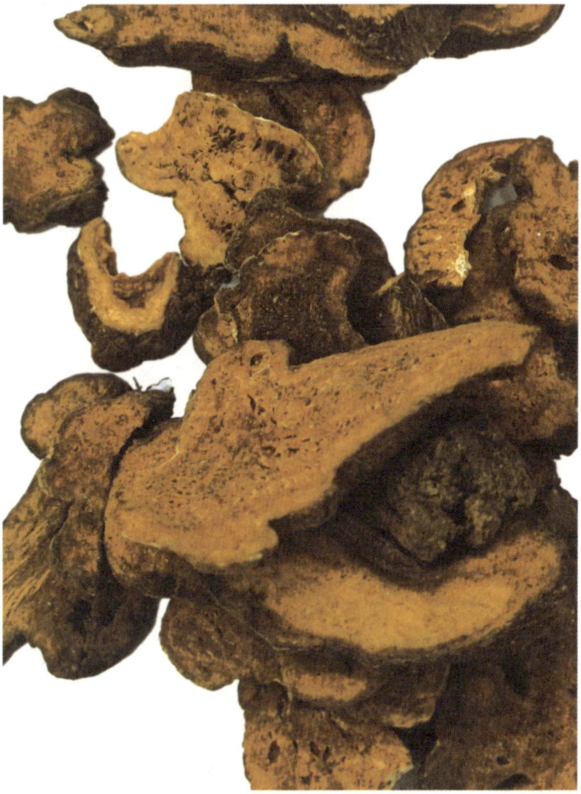

【注意事项】

1. 血虚肝旺所致胁痛忌服用。

2. 孕妇禁用。

3. 禁食生冷油腻。

4. 禁烟戒酒。

5. 虚寒精滑或气虚下陷者忌服。

6. 虚寒腹痛泄泻者慎服。

7. 肝阳上亢，肝风内动，阴虚火旺及气机上逆者忌用或慎用。

8. 阴虚失血及无气滞血瘀者忌服。

9. 血虚或血热出血者禁用。

10. 对三七过敏者禁用。

11. 身体虚弱而无实火热毒者忌服。

【相关阅读】

1.《本草纲目》：“治胸膈气逆，胁痛，小腹疝气，消乳肿，疏肝胆，泻肺气。”

2.《本草图经》：“主气滞、下食，破积结及膈气。”

（十六）清肝二十七味丸

【药品成分】 红花、寒水石（凉制）、栀子、牛黄、木香、茵陈、款冬花、黑冰片、胡黄连、地丁、苦荬菜、草乌叶等 27 味。

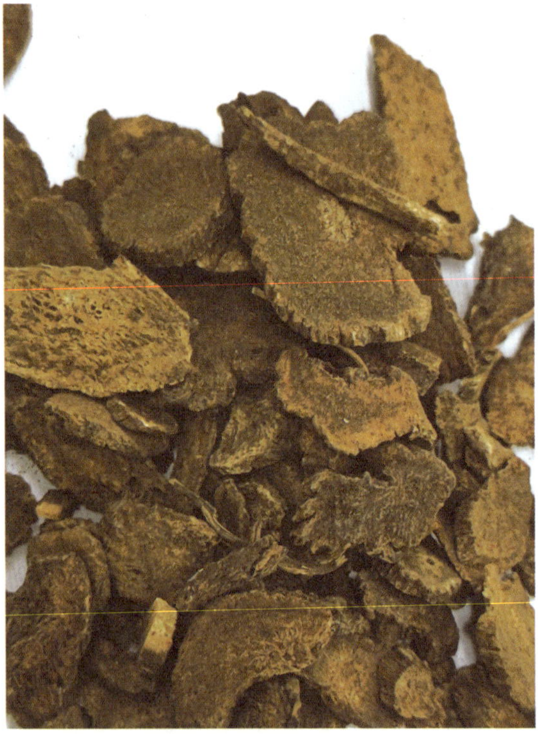

【性状】　本品为棕褐色水丸；气香、味苦。

【功能主治】　疏肝清热，健胃消食。用于急、慢性肝炎，脾胃虚热，骨蒸烦闷，食欲不振，恶心呕逆等症。

【辨舌象】　舌苔黄厚腻，舌体胖大，舌边有齿痕。

【用法用量】　口服。一次11～15粒，一日1～2次。

【主要成分】

红花：为菊科植物红花的干燥花。味辛，性温。归心、肝经。具有活血通经、散瘀止痛之功效。用于经闭，痛经，恶露不行，症瘕痞块，胸痹心痛，瘀滞腹痛，胸胁刺痛，跌扑损伤，疮疡肿痛。

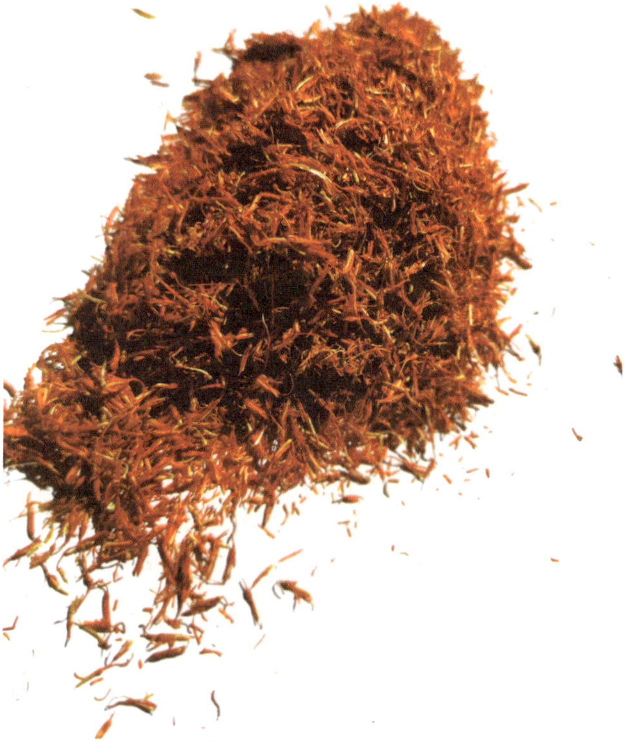

栀子：茜草科植物栀子的果实。味苦，性寒。归心、肺、三焦经。泻火除烦，清热利湿，凉血解毒；外用消肿止痛。用于热病心烦，湿热黄疸，淋证涩痛，血热吐衄，目赤肿痛，火毒疮疡，外治扭挫伤痛。

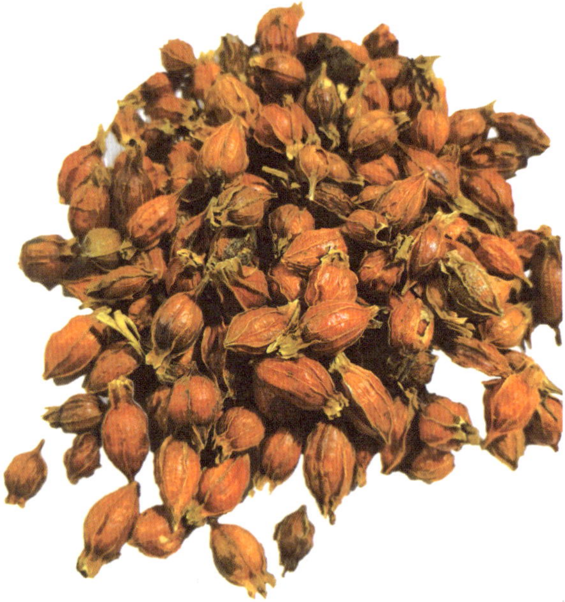

牛黄:牛科动物黄牛或水牛的胆囊、胆管或肝管中的结石。味甘、性凉。归心肝经。具有清心、化痰、利胆、镇惊之功效。治热病神昏、谵语,癫痫发狂,小儿惊风抽搐,牙疳,喉肿,口舌生疮,痈疽,疔毒。

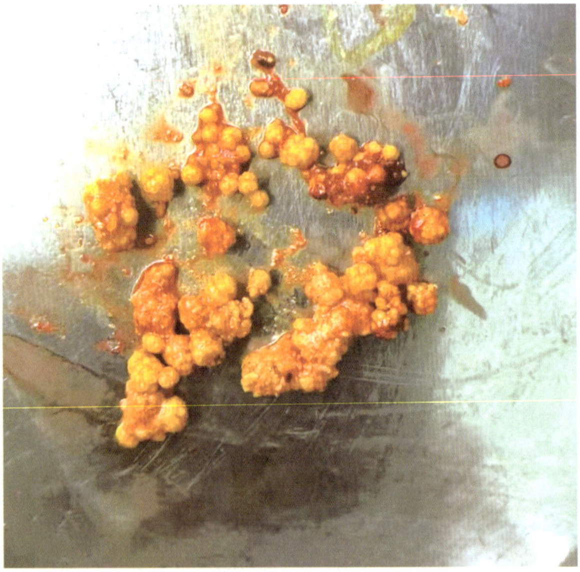

【注意事项】

1. 孕妇禁用。

2. 用药期间清淡饮食，多吃蔬菜水果，禁烟戒酒，保持健康的心态，适当运动。

【相关阅读】

1.《本草纲目》："活血润燥，止痛散肿，通经。"

2.《开宝》："产后血晕口噤，腹内恶血不尽绞痛，胎死腹中，并酒煮服。亦主蛊毒。"

3.《本经逢原》："血生于心包，藏于肝，属于冲任，红花汁与之同类。故能行男子血脉，通妇人经水，活血，解疽毒，散赤肿。"

（十七）和肝利胆颗粒

【药品成分】 茵陈、板蓝根、金钱草、黄芩、柴胡（制）、五味子、栀子、枳壳（炒）。

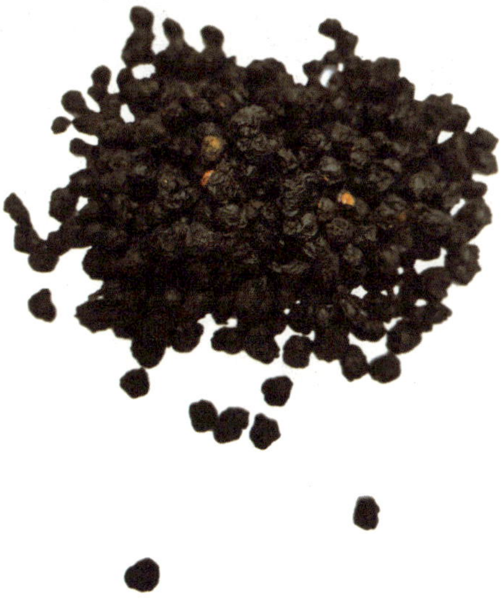

【性状】 本品为棕黄色或棕褐色的颗粒；味甜、微苦、辛。

【功能主治】 本品清热利湿，疏肝理气。用于急性黄疸型肝炎，慢性肝炎活动期，急慢性胆囊炎。

【辨舌象】 舌质红，舌苔黄厚，舌边有齿痕。

【用法用量】 口服。一次8 g，一日3次。

【主要成分】

金钱草：报春花科珍珠菜属植物过路黄的新鲜或干燥全草。味苦，酸，微寒。归肝、胆、肾、膀胱经。功能清热解毒，利尿排石，活血散瘀。用于肝、胆结石，胆囊炎，黄疸性肝炎，泌尿系结石，水肿，跌打损伤，毒蛇咬伤，毒蕈及药物中毒；外用治化脓性炎症，烧烫伤。

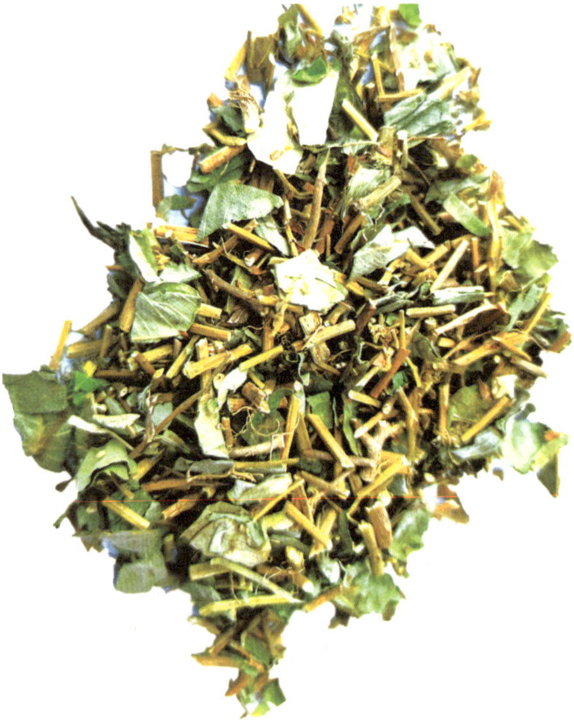

【注意事项】

1. 过敏体质者慎用。
2. 如果性状剂型发生改变禁用。
3. 儿童、孕妇和妊娠期妇女需要在医师的指导下使用。

4. 肝风内动,肝阳上亢,气机上逆者忌用或慎用。

(十八)金茵利胆胶囊

【药品成分】 茵陈、郁金、金钱草、枳壳。

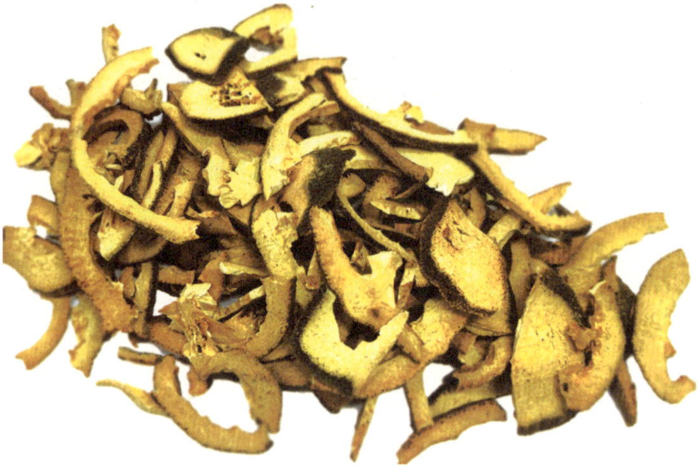

【性状】 本品为胶囊剂,内容物为棕褐色至棕黑色的颗粒或粉末;味微苦。

【功能主治】 清热利湿,疏肝利胆。适用于肝郁气滞,肝胆湿热证引起的胁痛,胃痛,食少纳呆症状的改善。

【辨舌象】 舌苔黄厚腻,舌体胖大,舌边有齿痕。

【用法用量】 口服。一次5粒,一日3次。

【主要成分】

郁金:为姜科植物温郁金的干燥根茎。味辛、苦,性寒。归肝、心、肺经。有活血止痛、行气解郁、清心凉血、利胆退黄的功效,用于气血瘀滞之痛证、热病神昏、肝胆湿热、黄疸、结石症,症见胸胁刺痛,胸痹心痛,热病神昏,血热吐衄,黄疸尿赤。

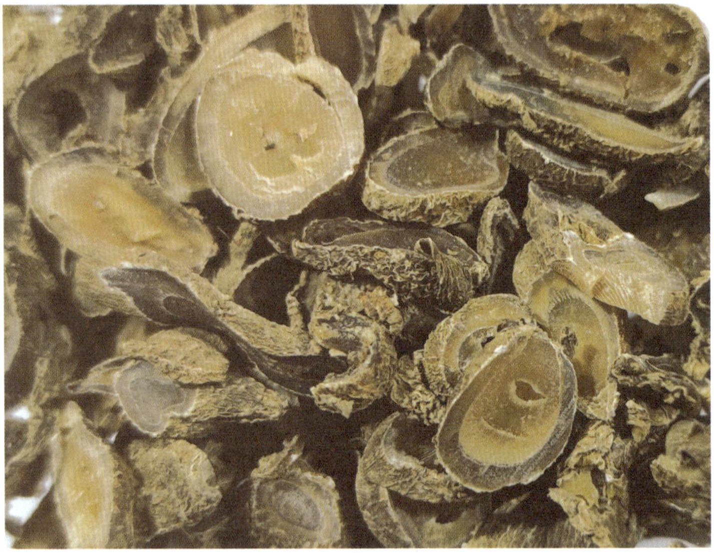

【注意事项】

1. 孕妇禁用。

2. 忌烟、酒及辛辣食物。

3. 不宜在服药期间同时服用滋补性中药。

4. 有高血压、心脏病、糖尿病、肝病、肾病等慢性病严重者应在医师指导下服用。

5. 服药3天症状无缓解,应去医院就诊。

6. 儿童、年老体弱者应在医师指导下服用。

7. 对本品过敏者禁用,过敏体质者慎用。

8. 本品性状发生改变时禁止使用。

9. 儿童必须在成人监护下使用。

(十九)消石利胆胶囊

【药品成分】 柴胡(醋制)、青皮、黄芩、金钱草、海金沙、大黄、白芍、郁金、茵陈、姜黄、三棱(醋制)、威灵仙等。

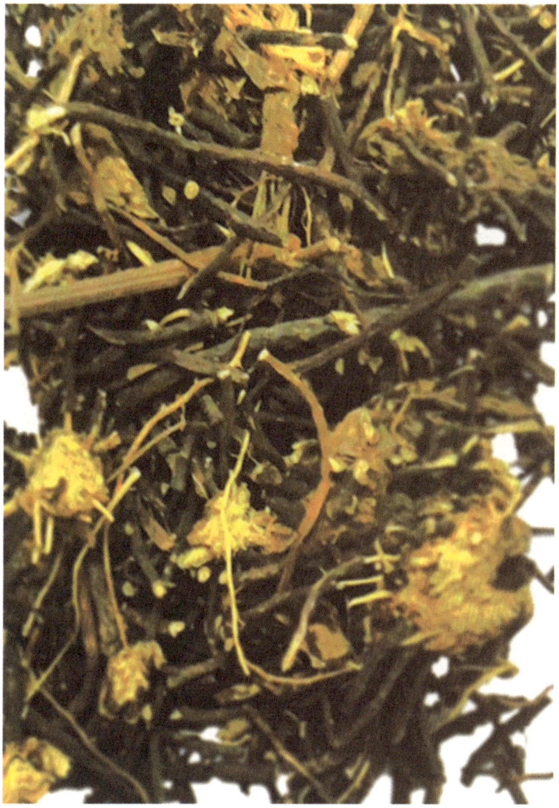

【功能主治】　疏肝利胆，行气止痛。清热解毒排石，用于慢性胆囊炎、胆囊结石、胆管炎、胆囊手术后综合征及胆道功能性疾病。

【辨舌象】　舌质偏红，舌苔偏黄。

【用法用量】　口服。一次3粒，一日3次。

【主要成分】

姜黄：为姜科植物姜黄的干燥根茎。味辛、苦，性温。归脾、肝经。具有破血行气、通经止痛之功效。用于胸胁刺痛，胸痹心痛，痛经经闭，癥瘕，风湿肩臂疼痛，跌扑肿痛。

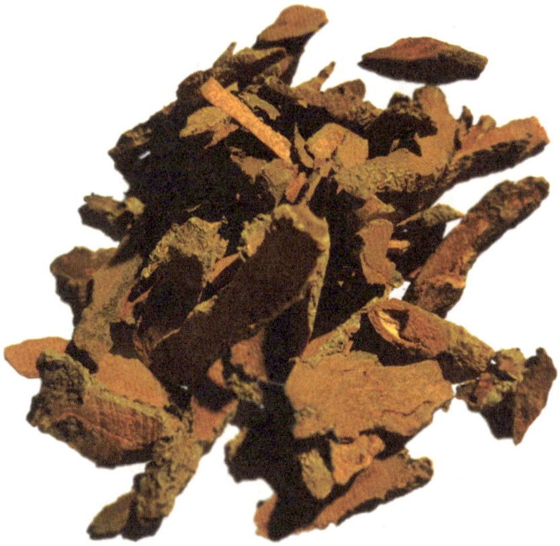

海金沙:为海金沙科植物海金沙的干燥成熟孢子。味甘、咸,性寒。归膀胱、小肠经。具有清利湿热,通淋止痛的功效。用于热淋,石淋,血淋,膏淋,尿道涩痛。

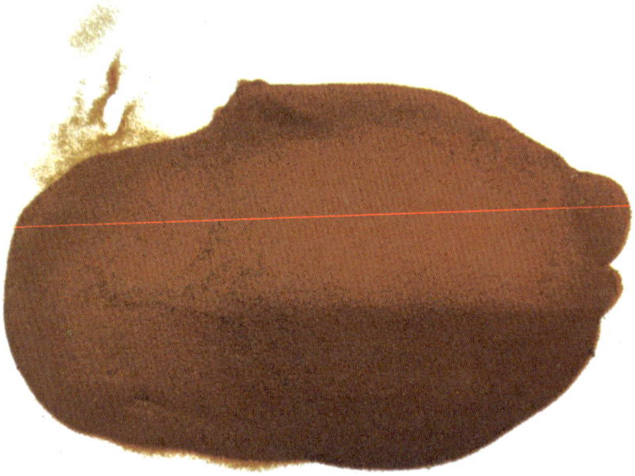

【注意事项】

1. 孕妇忌用。
2. 哺乳期妇女、儿童、老年人使用本品应遵医嘱。
3. 运动员慎用。
4. 过敏体质者慎用。

5. 儿童必须在成人的监护下使用。

6. 如正在服用其他药品，使用本品前请咨询医师。

7. 不良反应：尚不明确。

（二十）胆胃康胶囊

【药品成分】 青叶胆、滇黄芩、枳壳、滇柴胡、白芍、泽泻、茯苓、茵陈、淡竹叶、灯心草。

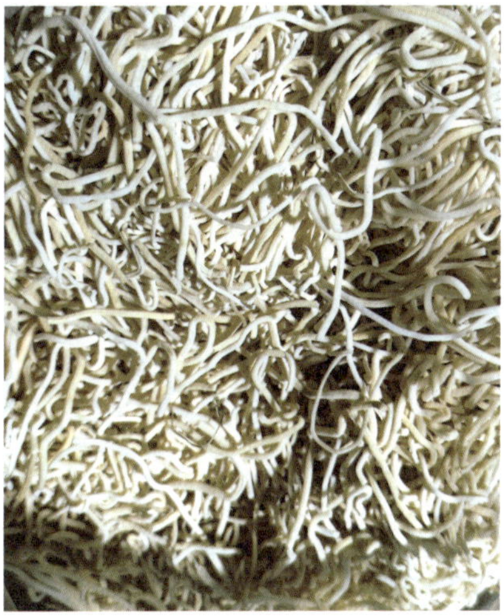

【性状】 本品为硬胶囊，内容物为黄棕色至棕褐色的颗粒及粉末。气微，味苦、涩。

【功能主治】 疏肝利胆，清利湿热。用于肝胆湿热所致的胁痛，黄疸，以及胆汁反流性胃炎、胆囊炎见上述症状者。

【辨舌象】 舌体胖大，舌质红，苔黄厚腻。

【用法用量】 口服。一次 1 ~2 粒，一日 3 次；饭后服用。

【主要成分】

淡竹叶：为禾本科植物淡竹叶的干燥茎叶。味甘、淡，性寒。归心、肺、胃、膀胱经。具有清热泻火、除烦、利尿的功效。主治热病烦渴，口疮尿赤，热淋涩痛。

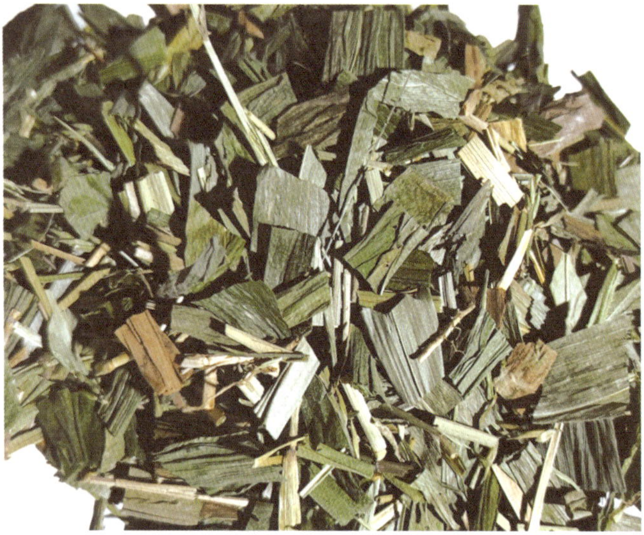

【注意事项】

1. 孕妇禁用。

2. 哺乳期妇女慎用。

3. 在服药期间，不能同时服用藜芦及其制剂。

【相关阅读】

《本草纲目》："去烦热，利小便，除烦止渴，小儿痘毒，外症恶毒。"

泽泻：为泽泻科植物泽泻的干燥块茎。味甘、淡，性寒。归肾、膀胱经。具有利水渗湿、泻热、化浊降脂之功效。用于小便不利，水肿胀满，泄泻尿少，痰饮眩晕，热淋涩痛，高脂血症。

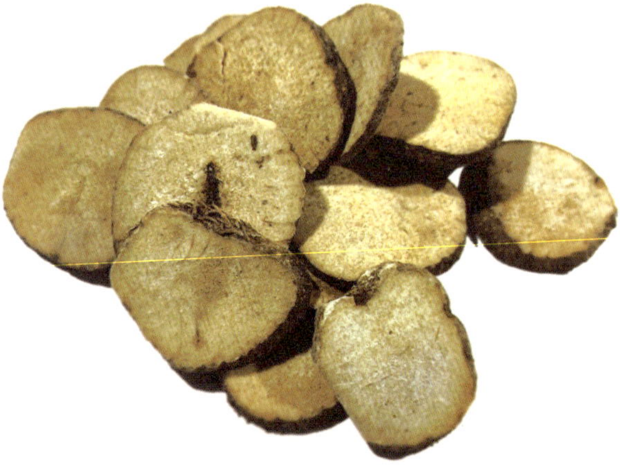

(二十一)鳖甲软肝片

【药品成分】 鳖甲(制)、莪术、赤芍、当归、三七、党参、黄芪、紫河车、冬虫夏草、板蓝根、连翘。

【功能主治】 软坚散结、化瘀解毒、益气养血。主要用于慢性乙型肝炎肝纤维化,以及早期肝硬化属瘀血阻络、气血亏虚兼热毒未尽证。症见胁肋隐痛或肋下痞块,面色晦暗,脘腹胀满,纳差便溏,神疲乏力,口干口苦,赤缕红丝等。

【辨舌象】 舌体胖嫩,舌质浅淡,苔薄白,舌边有齿痕。

【用法用量】 口服。一次 4 片(每片重 0.5 g),一日 3 次,6 个月为 1 个疗程;或遵医嘱。

【注意事项】

1. 服用本品期间禁止饮酒,并禁止与其他中枢神经抑制药同服。

2. 驾驶车、船,操作机器设备以及高空作业者工作时禁用。

3. 老年人慎用。

4. 本品性状发生改变时禁用。

5. 服用过量或有严重不良反应时请立即就医。

6. 儿童必须在成人监护下使用。

7. 本品应放在儿童不能触及的地方。

(二十二)龙胆泻肝丸

【药品成分】 龙胆、柴胡、黄芩、栀子(炒)、泽泻、木通、车前子(盐炒)、当归(酒炒)、地黄、炙甘草。

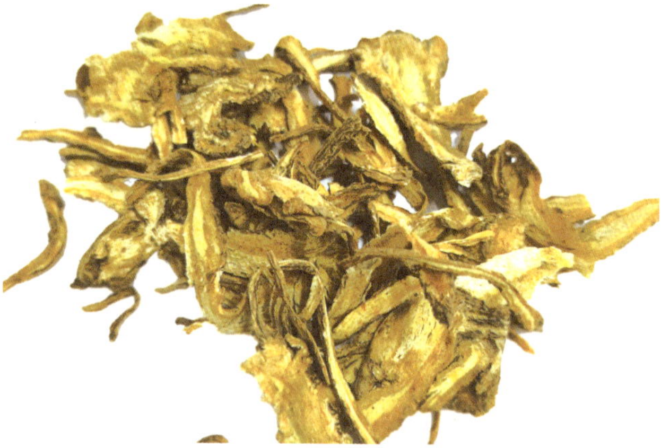

【功能主治】 清肝胆，利湿热。用于肝胆湿热，头晕目赤，耳鸣耳聋，胁痛口苦，尿赤，湿热带下。

【辩舌象】 舌质红，舌体胖大，苔黄腻，边有齿痕。

【用法用量】 口服。一次 3 ~ 6 g，一日 2 次。

【注意事项】

1. 忌烟、酒及辛辣食物。

2. 不宜在服药期间同时服用滋补性中药。

3. 有高血压、心脏病、肝病、糖尿病、肾病等严重慢性病者应在医师指导下服用。

4. 服药后大便次数增多且不成形者，应酌情减量。

5. 孕妇慎用。儿童、哺乳期妇女、年老体弱及脾虚便溏者应在医师指导下服用。

6. 服药 3 天症状无缓解，应去医院就诊。

7. 对本品过敏者禁用，过敏体质者慎用。

8. 本品性状发生改变时禁止使用。

9. 儿童必须在成人监护下使用。

10. 请将本品放在儿童不能接触的地方。

11. 如正在使用其他药品，使用本品前请咨询医师或药师。

五　治疗肠胃疾病的中成药

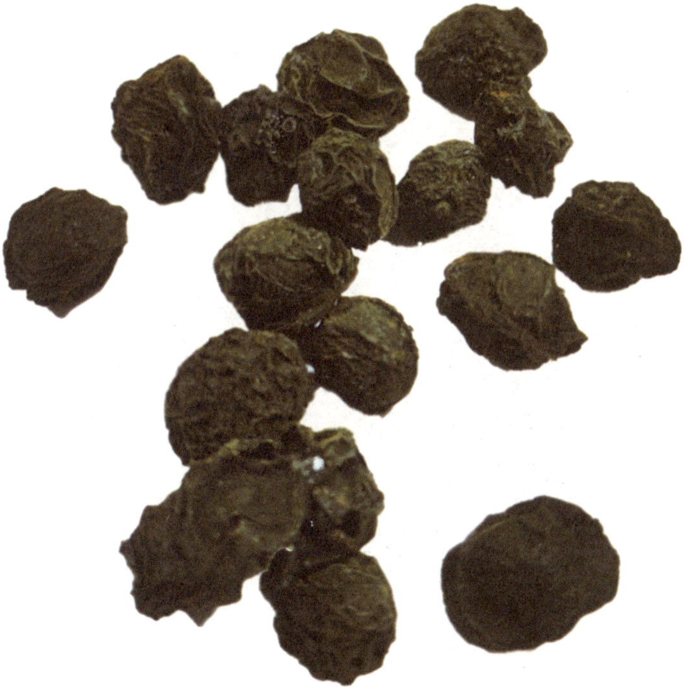

（一）荆花胃康胶丸

【药品成分】　土荆芥、水团花。

【功能主治】　理气散寒，清热化瘀。用于寒热错杂症、气滞血瘀所致的胃脘胀闷、疼痛、嗳气、反酸、嘈杂、口苦；十二指肠溃疡见上述症候者。

【辩舌象】 舌质红、苔白厚腻，舌体胖大。

【用法用量】 饭前服。一次2粒，一日3次。4周为1个疗程；或遵医嘱。

【主要成分】

土荆芥（藜科）：为君药。1年生草本，其性辛温，能散寒、理气，因温能使客于胃肠之寒邪除，气机得以通畅，脾胃渐运，脘痛则止，腹胀则除。

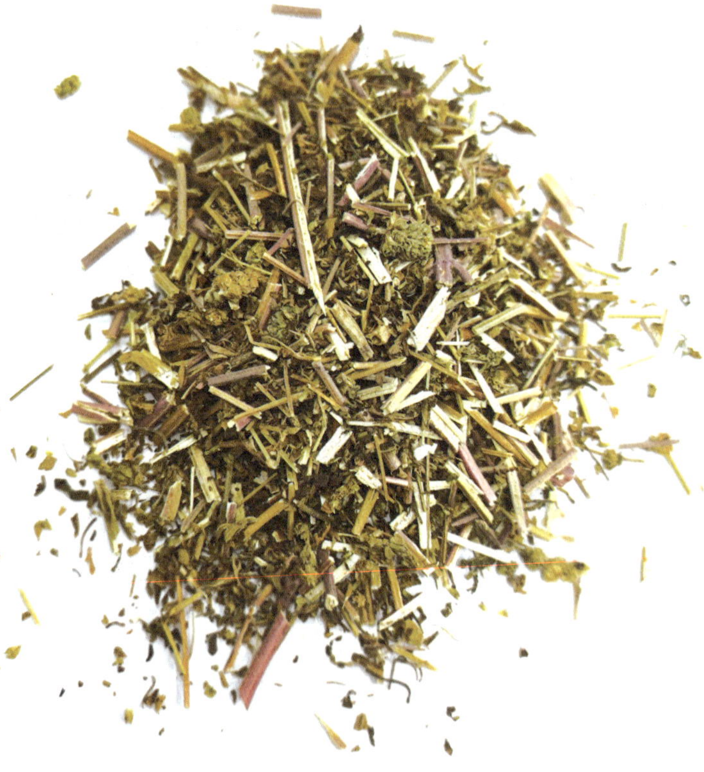

水团花（茜草科）：常绿灌木至小乔木，可活血化瘀，使其气行瘀散，气血和畅则疼痛消失；又具止血生肌、清热利湿之力，故能促进溃疡愈合，其性微寒，可缓土荆芥辛温之烈，为本方佐使。

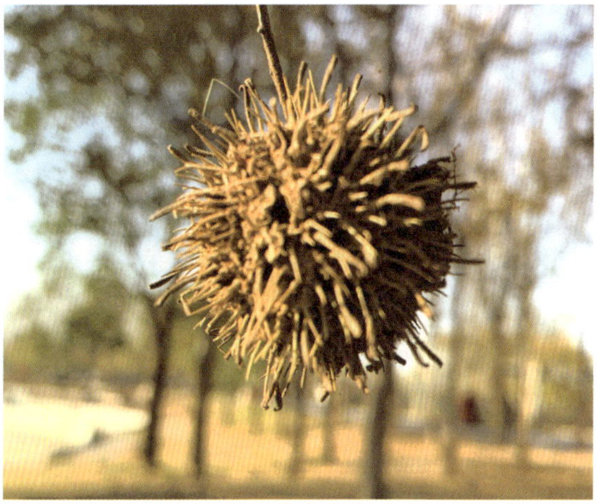

两药配合有理气散寒、止痛、清热化瘀、生肌之功效。

【注意事项】

1. 过敏体质及对本品过敏者不宜服用。

2. 孕妇忌服。

3. 少数患者出现恶心、呕吐、腹痛、腹泻、胃脘不适等。一般可自行缓解，严重者可停药对症处理。

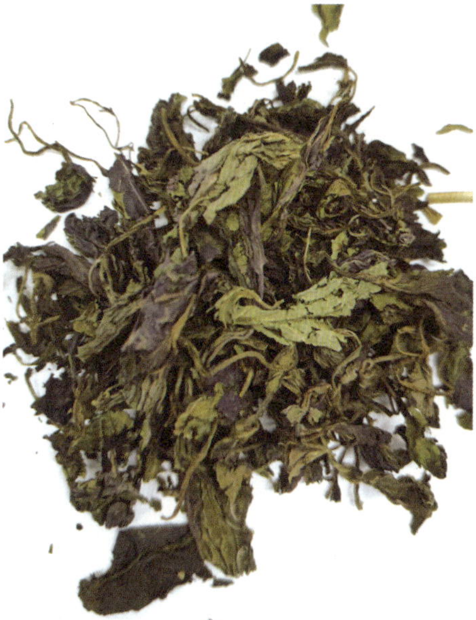

【相关阅读】

《黄帝内经》:“脾胃为后天之本,气血生化之源。”

《素问·痹论》:“饮食自倍,肠胃乃伤。”

《素问·逆调论》:“胃不和则卧不安。”

《伤寒论》:“阳明之为病,胃家实是也。”(阳明:胃、大肠)

《脾胃论》:“内伤脾胃,百病由生。”

(二)蒲元和胃胶囊

【药品成分】 延胡索、香附、乳香、蒲公英、白矾(煅)、甘草等。

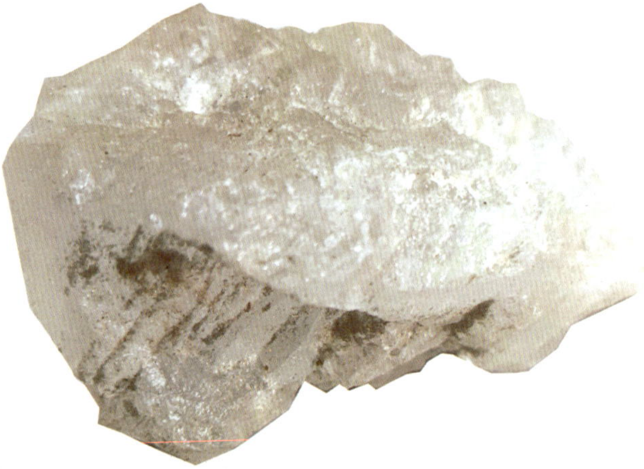

【功能主治】 行气,和胃,止痛。用于治疗慢性胃炎、萎缩性胃炎、胃及十二指肠溃疡、反流性食管炎等疾病,有效解除胃痛、胃酸、胃胀、胃灼热、恶心、嗳气、反酸、食欲缺乏、功能性消化不良、黑便、腹泻等症状。

【辨舌象】 舌质暗红偏紫,舌体胖大,苔薄白腻。

【用法用量】 口服。饭后半小时服用,一次4粒,一日3次,疗程6周。

【主要成分】

延胡索：是罂粟科多年生草本植物，含胡索甲素、延胡索乙素等20多种生物碱，主要应用于心腹腰膝诸痛、月经不调、癥瘕、崩中、产后血晕、恶露不尽、跌打损伤等病症。

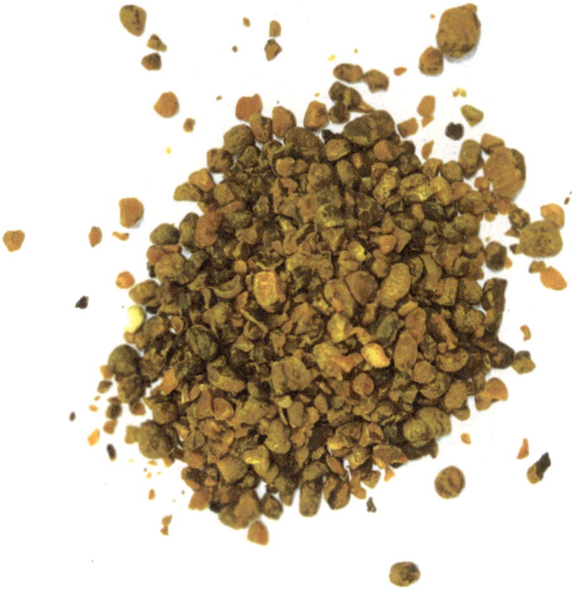

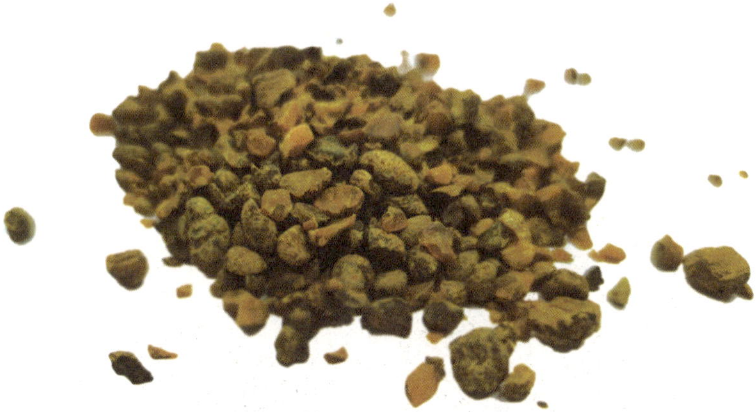

香附：性辛、微苦、微甘，平。

归肝、脾、三焦经。

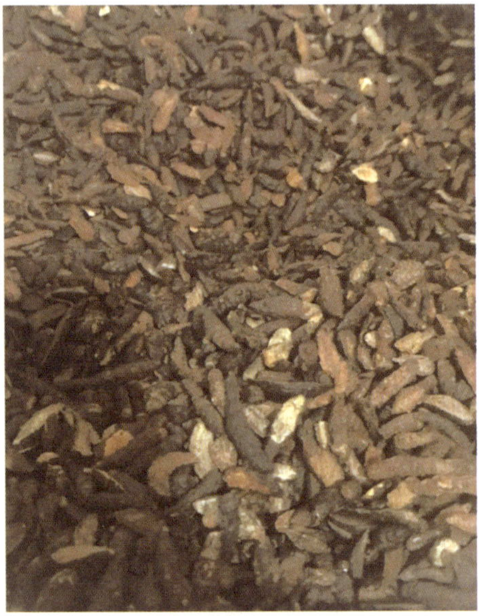

【注意事项】

1. 忌食生冷油腻不易消化食物。

2. 不适用于脾胃阴虚，主要表现为口干，舌红少津，大便干。

3. 不适用于肝肾阴虚，主要表现口干舌红、胖嫩，急躁易怒，头晕，血压高。

4. 孕妇忌服。

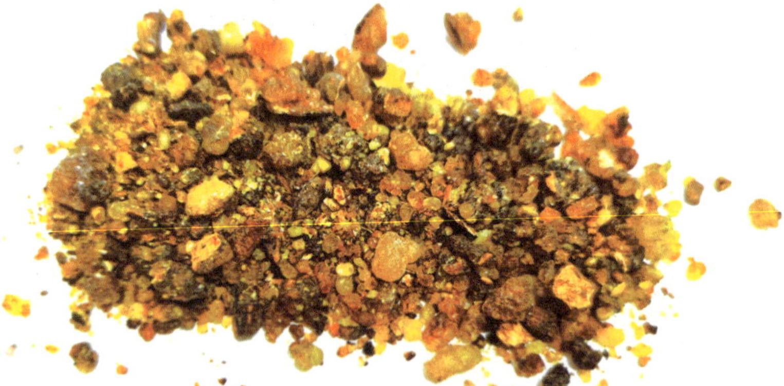

（三）养胃颗粒

【药品成分】 炙黄芪、党参、白芍、甘草、陈皮、香附、乌梅、山药。

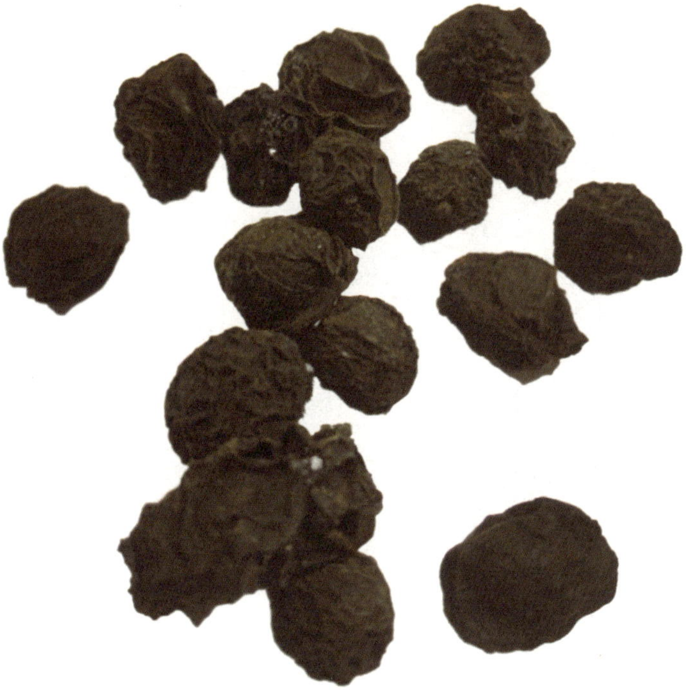

【功能主治】 养胃健脾，理气和中。用于脾虚气滞所致的胃痛，症见胃脘不舒、胀满疼痛、嗳气食少，慢性萎缩性胃炎见上述证候者。

【辨舌象】 舌淡，苔薄白，舌面有裂沟。

【用法用量】 开水冲服。一次1袋，一日3次。

【主要成分】

炙黄芪：性甘、微温。归肺、脾、肝、肾经。具有补气升阳，益味固表，托毒生肌，利水消肿的药用功效。可以降低胃液与胃酸的分泌量，减少胃酸胃蛋白酶排出量并降低其活性，以保护胃黏膜、促进上皮细胞生长，增强胃黏膜防御功能，能够抑制溃疡的发生。黄芪可以提升免疫力，具有消炎功效，并能增强造血功能。黄芪提取液能很好地抑制幽门螺杆菌(Hp)，黄芪皂苷能够诱导Hp细胞凋亡。黄芪多糖能促进细胞生长和再生，改善机体微循环，促进黏膜修复，还具有提高机体抗氧自由基、增强免疫力的功效。

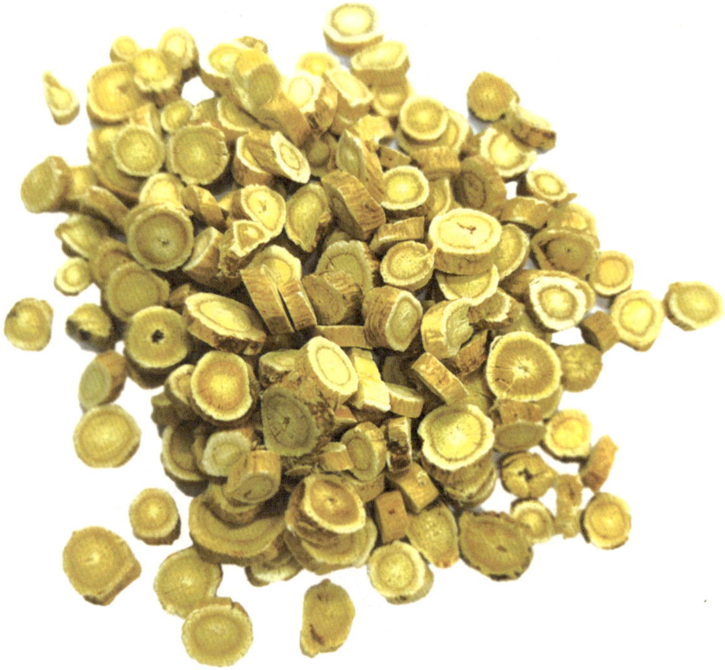

党参：可以降低胃液与胃酸的分泌量，减少胃酸胃蛋白酶排出量并降低其活性等，增强胃黏膜屏障，具有抗溃疡和保护胃黏膜作用。对吲哚美辛和阿司匹林引起的胃黏膜前列腺素E2(PGE2)和氨基己糖含量下降有明显对抗作用。党参有调节胃肠运动、抗炎、提高免疫力的功效，可以增强胃黏膜防御功能。其提取液也能很好的抑制Hp。

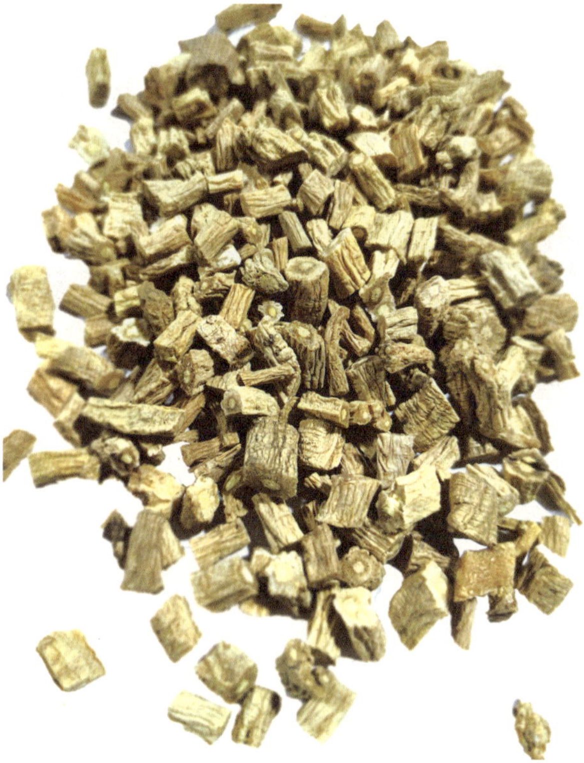

【注意事项】

1. 忌生冷、油腻、不易消化及刺激性食物，戒烟酒。

2. 本品一般以 3 个月为 1 个疗程。

3. 请将此药品放在儿童不能接触的地方。

4. 本品不宜与含有藜芦、海藻、京大戟、红大戟、甘遂、芫花成分的中药同用。

（四）甘海胃康胶囊

【药品成分】 白术、甘草、海螵蛸、绞股蓝总苷、黄柏、枳实、延胡索、沙棘。

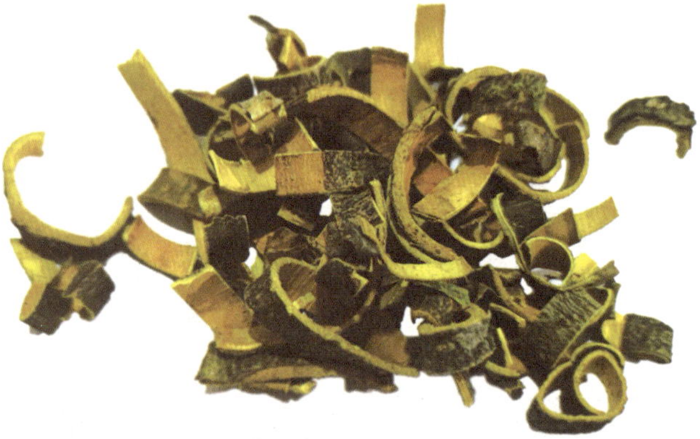

【功能主治】 健脾和胃，收敛止痛。用于脾虚气滞所致的胃脘痛，及慢性浅表性胃炎见上述症状。

【辨舌象】 舌体胖大，苔白腻，舌边有齿痕。

【用法用量】 口服。一次6粒，一日3次。

【主要成分】

白术：甘、苦、温。归脾、胃经。补气健脾，燥湿利水，固表止汗，安胎。

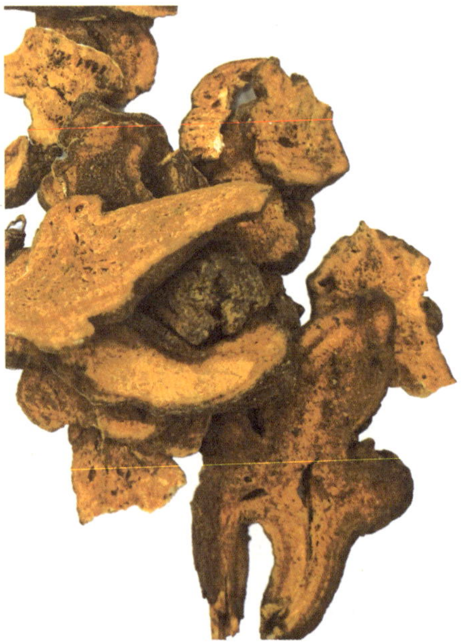

甘草：甘、平。归心、肺、脾、胃经。补心脾气，祛痰止咳，缓急止痛，清热解毒，调和诸药。

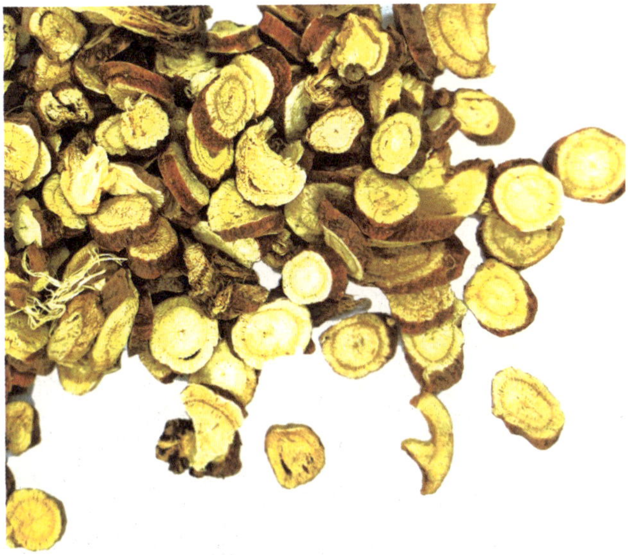

海螵蛸：性咸、涩，温。归脾、肾经。

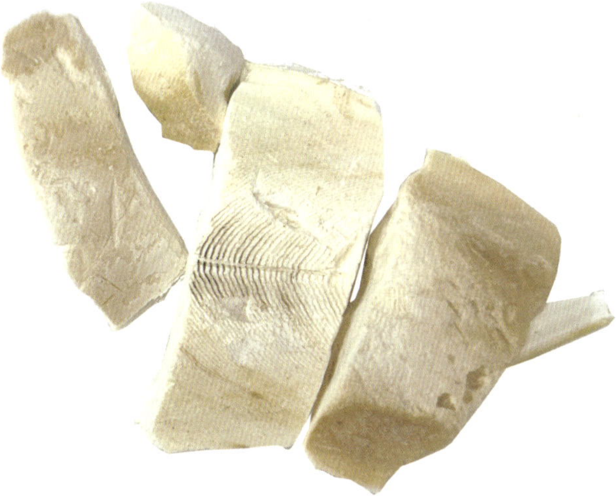

【注意事项】

1. 孕妇禁用。

2. 胃阴虚者（舌象表现舌质淡红、舌体胖嫩，苔薄白）不宜用，主要表现为口干欲饮、大便干结、小便短少。

3. 饮食宜清淡，忌烟、酒及辛辣、生冷、油腻食物。

（五）达立通颗粒

【药品成分】 柴胡、枳实、陈皮、木香、清半夏、鸡屎藤、延胡索、焦山楂、六神曲、焦槟榔、蒲公英、党参。

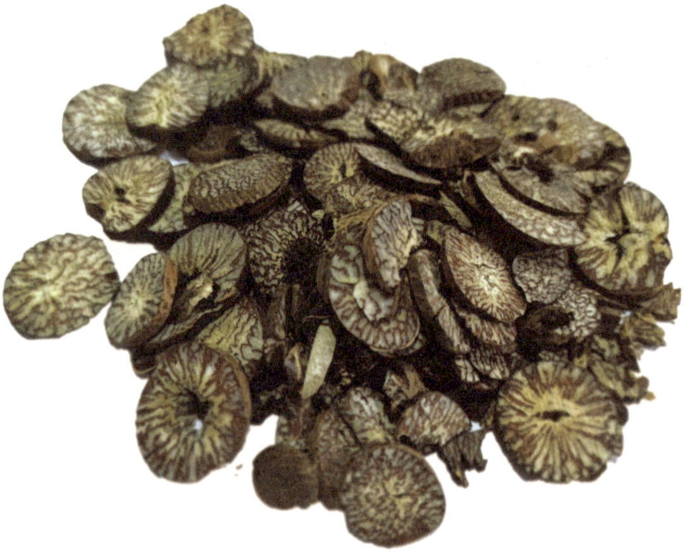

【功能主治】 清热解郁，和胃降逆，通利消滞，用于肝胃郁热所致痞满证，症见胃脘胀满、嗳气、纳差、胃中灼热、嘈杂泛酸、脘腹疼痛、口干口苦；运动障碍型功能性消化不良见上述症状者。

【辨舌象】 舌质暗红，舌下有瘀斑，苔薄白。

【用法用量】 温开水冲服。一次 1 袋，一日 3 次。于饭前服用。

【主要成分】

枳实：为芸香科植物酸橙及其栽培变种或甜橙的干燥幼果。味苦、辛、酸，性微寒。归脾、胃经。具有破气消积、化痰散痞之功效。用于积滞内停，痞满胀痛，泻痢后重，大便不通，痰滞气阻，胸痹，结胸，脏器下垂。

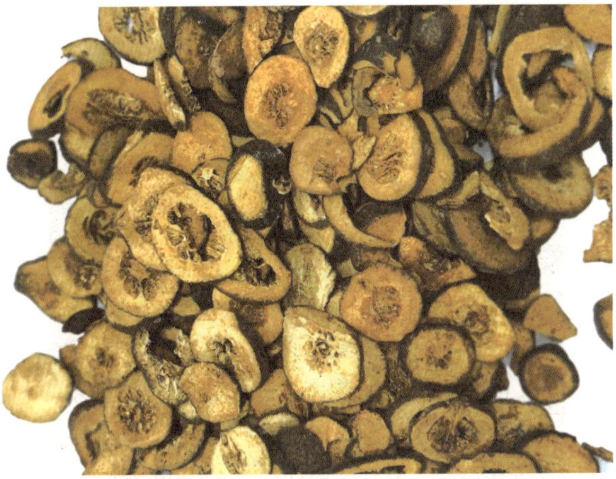

焦山楂：味酸、甘，性微温。归脾、胃、肝经。具有消食健胃、行气散瘀之功效。用于肉食积滞，胃脘胀满，泻痢腹痛，瘀血经闭，产后瘀阻，心腹刺痛，疝气疼痛；高脂血症。焦山楂消食导滞作用增强。用于肉食积滞，泻痢不爽。

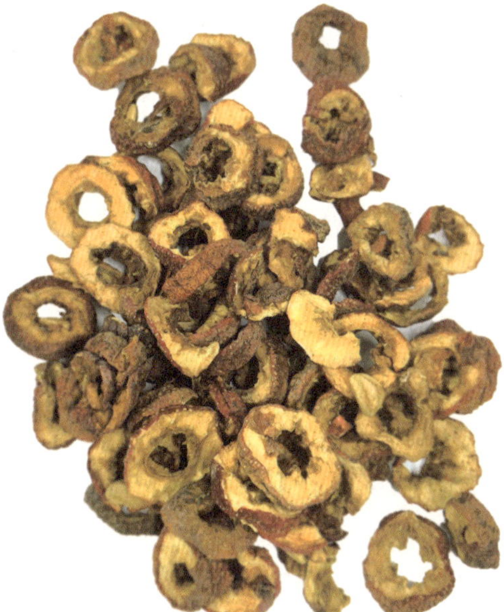

蒲公英：味苦、甘，性寒。入肝、胃经。具有清热解毒、利尿散结之功效。用于急性乳腺炎，淋巴腺炎，瘰疬，疔毒疮肿，急性结膜

炎，感冒发热，急性扁桃体炎，急性支气管炎，胃炎，肝炎，胆囊炎，尿路感染。

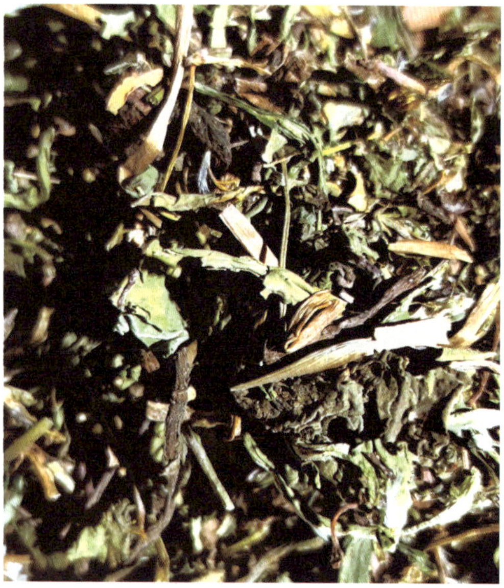

【注意事项】

1. 饮食宜清淡，忌酒及辛辣、生冷、油腻食物。

2. 不宜在服药期间同时服用滋补性中药。

3. 脾虚便溏者慎用，胃寒痛者不适用，主要表现为遇凉则胃痛发作或加重，得温暖则胃痛减轻，喜热饮食，或大便溏。

4. 孕妇慎用病，儿童、哺乳期妇女、年老体弱者应在医师指导下服用。

5. 有高血压、心脏病、肝病、糖尿病、肾病等慢性病患者应在医师指导下服用。

6. 对本品过敏者禁用，过敏体质者慎用。

【相关阅读】

1.《本经》："大风在皮肤中，如麻豆苦痒，除寒热结，止痢，长肌肉，利五脏，益气轻身。"

2.《别录》："除胸胁痰癖，逐停水，破结实，消胀满，心下急痞痛逆气，胁风痛，安胃气，止溏泄，明目。"

3.《本草纲目》:“下气破结。同皂荚丸服,治风气闭。”

4.《本草衍义补遗》:“化热毒,消恶肿结核,解食毒,散滞气。”

5.《滇南本草》:“敷诸疮肿毒,疥癞癣疮;祛风,消诸疮毒,散瘰疬结核;止小便血,治五淋癃闭,利膀胱。”

6.《医林纂要》:“补脾和胃,泻火,通乳汁,治噎膈。”

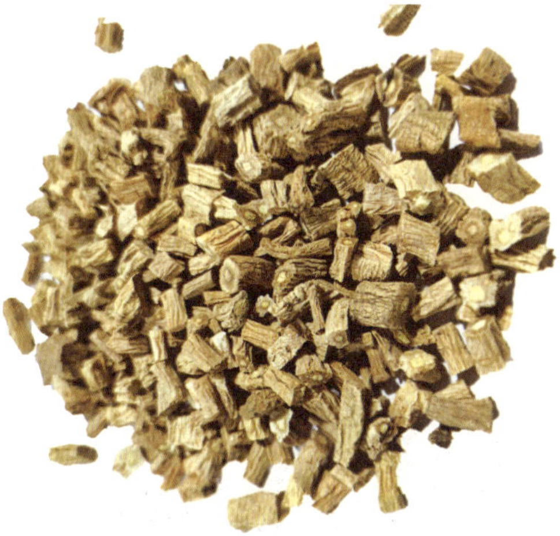

(六)五香丸

【药品成分】 香附(醋炙)、五灵脂(醋炙)、丁香、木香、牵牛子(炒)。

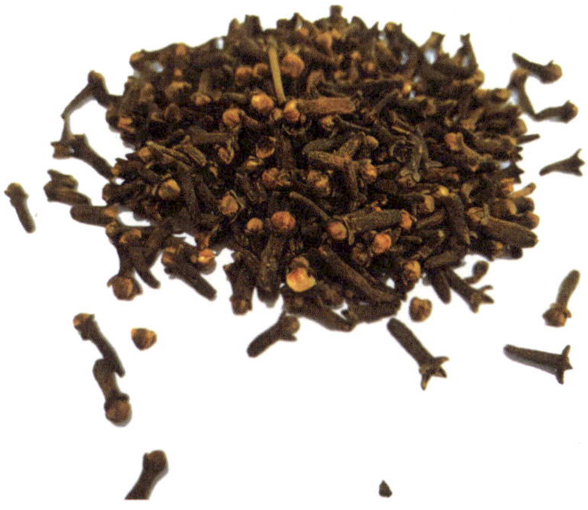

【功能主治】 消积化痞，宽胸止痛。用于气郁结滞，胸胁胀满，胃寒腹痛，嗳气，大便不畅。

【辨舌象】 舌质红，舌体胖大，舌苔黄厚腻。

【用法用量】 口服。一次6g，一日2次。

【主要成分】

五灵脂：味苦甘；性温。入肝、脾经。具有疏通血脉，散瘀止痛，软坚散结的功效。生用行血止痛。治心腹血气诸痛，妇女经闭，产后瘀血作痛；外治蛇、蝎、蜈蚣咬伤。炒用止血。治妇女血崩，经水过多，赤带不绝。

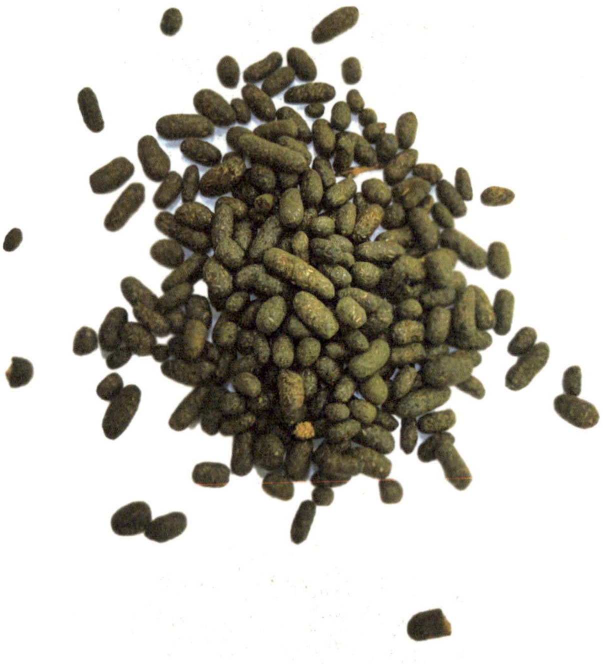

【注意事项】

1. 气虚体弱者慎用；或遵医嘱配合补气类药物服用。

2. 不可与郁金、巴豆同时服用。

3. 胃冷痛甚者，可用姜汤送服。

【相关阅读】

1.《开宝本草》："主疗心腹冷气，小儿五疳，辟疫，治肠风，通利气脉，女子月闭。”

2.《本草图经》：“治伤冷积聚及小儿女子方中多用之。”

3.《本草衍义补遗》：“能行血止血。治心腹冷气，妇人心痛，血气刺痛。”

（七）枳术宽中胶囊

【药品成分】　白术（炒）、枳实、柴胡、山楂。

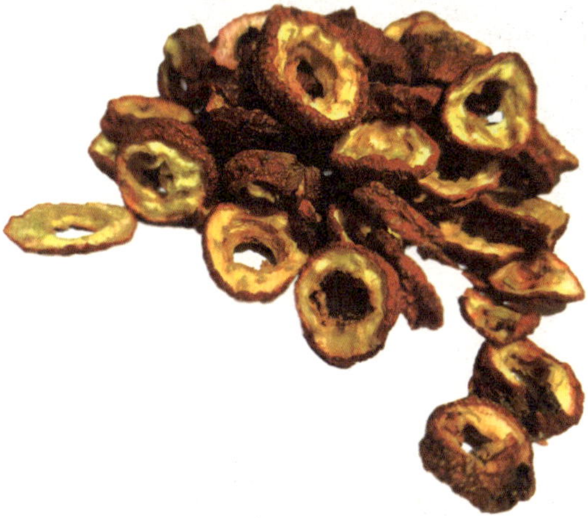

【功能主治】　健脾和胃，理气消痞。用于胃痞（脾虚气滞），症见呕吐、反胃、纳呆、反酸等，以及功能性消化不良见以上症状者。

【辨舌象】　舌质淡红，苔薄白，舌面有裂沟。

【用法用量】　饭前使用，一次3粒，一日3次。

【主要成分】

白术：属于菊科多年生草本植物。白术具有健脾益气、燥湿利水、止汗、安胎的功效，用于治疗脾虚食少，腹胀泄泻，痰饮眩悸，水肿，自汗，胎动不安。

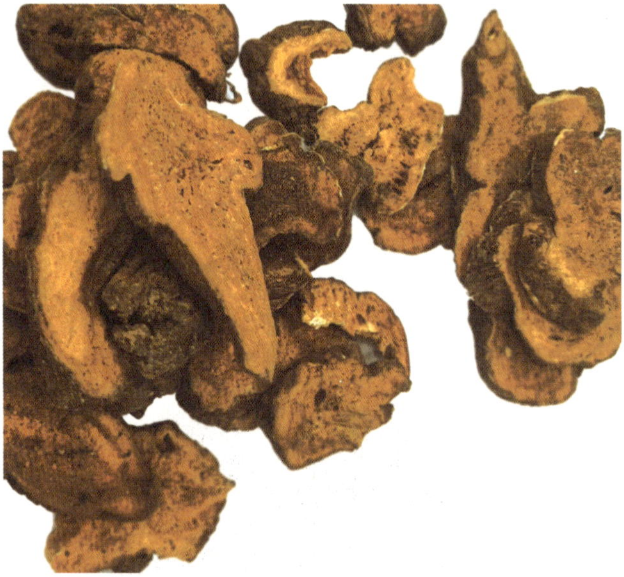

【注意事项】

服用枳术宽中胶囊后偶见胃痛或大便次数增多。

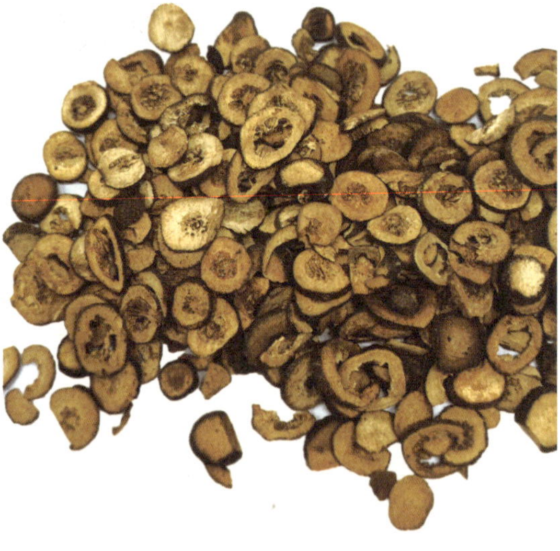

【相关阅读】

1.《医学启源》记载："除湿益燥，和中益气，温中，去脾胃中湿，除胃热，强脾胃，进饮食，止渴，安胎。"

2.《药性赋》所说:“宽中下气,枳壳缓而枳实速也。”

(八)索法酮干混悬剂

【药品成分】 索法酮。

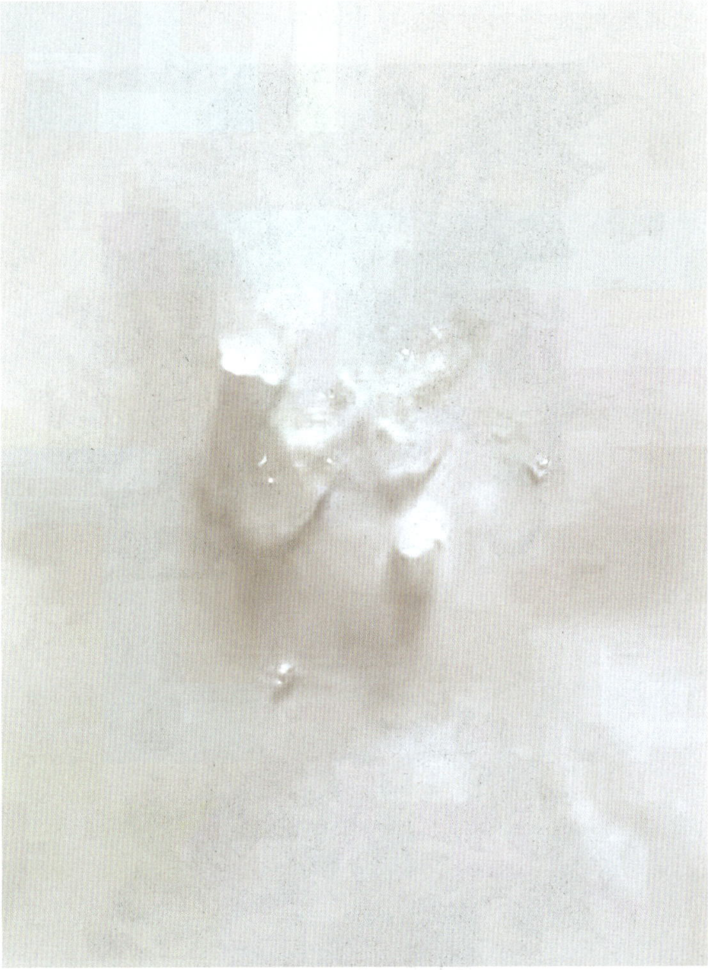

【功能主治】 用于急性胃炎和慢性胃炎急性发作的治疗

【用法用量】 每次 1 袋(100 mg),每日 3 次。

【主要成分】 索法酮(sofalcone)

索法定(sophoradin):是从常用中草药山豆根(又名广豆根)提

取的一种化合物，具有很强的抗溃疡作用，但却很不稳定。Kyogoku 等衍生出与索法定作用相当且性能优异的化合物：本品可扩张胃黏膜血管，增加胃组织血流量和胃组织耗氧量；抑制前列腺素分解酶（15-羟基前列腺素脱氢酶），增加胃组织内前列腺素含量；可增加构成胃壁的有效成分——硫酸化黏蛋白含量，促进胃黏膜多层次结构的整体的修复，利于溃疡的愈合。

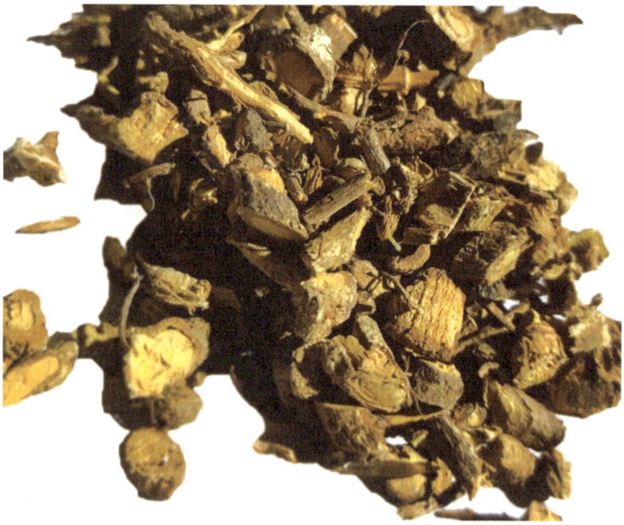

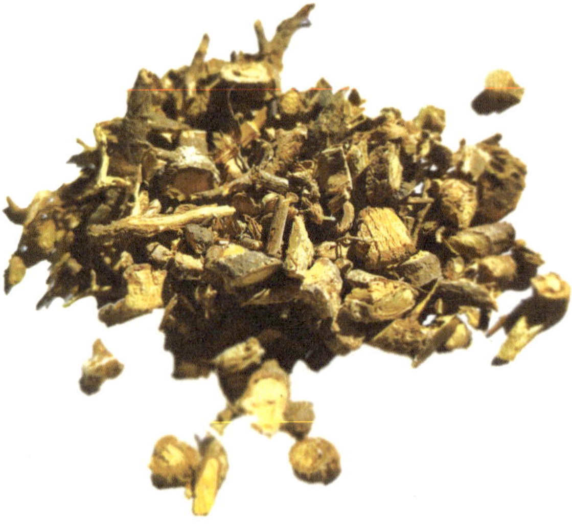

(九)人参健脾片

【药品成分】　人参、白术、扁豆、山药、莲子、薏苡仁、草豆蔻、芡实、青皮、陈皮、木香、枳壳、当归、玄胡、神曲、麦芽、山楂、甘草。

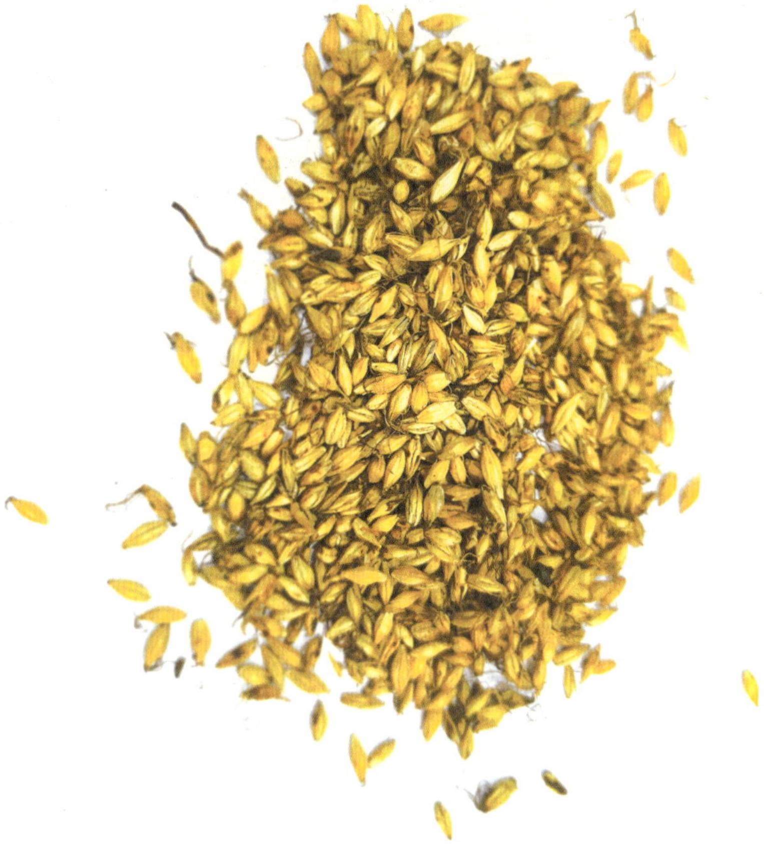

【功能主治】　补气健脾,开胃消食。用于脾虚湿困所致的食少便溏,或吐或泻,脘腹胀满,四肢乏力,面色萎黄。

【辨舌象】　舌体湿而胖大,舌面水滑,伸舌欲滴,舌苔薄白。

【用法用量】　口服。一次 4 片,一日 2 次。

【主要成分】

人参:五加科植物人参的根和根茎。甘、微苦,微温。归肺、脾、心、肾经。大补元气,补脾益肺,生津止渴,安神益智。

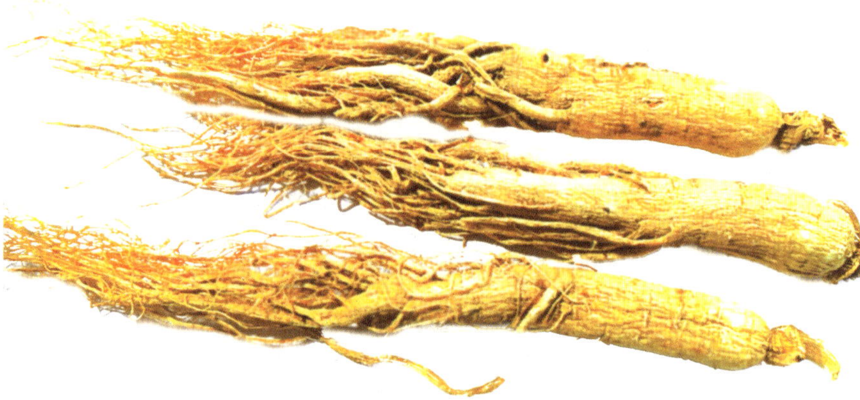

【注意事项】

1. 忌油腻食物。

2. 感冒患者不宜服用。

3. 对本品过敏者禁用,过敏体质者慎用。

(十)荜铃胃痛颗粒

【药品成分】 荜澄茄、延胡索、黄连等。

【功能主治】 行气活血,和胃止痛。用于气滞血瘀所致的胃脘痛;慢性胃炎见有上述证候者。

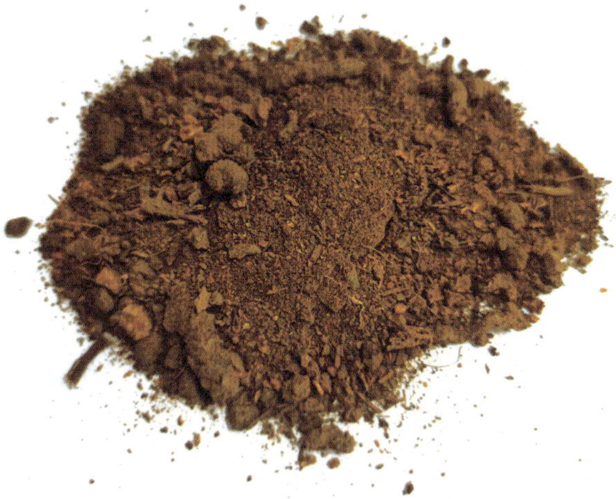

【辨舌象】 舌质暗紫，舌苔厚腻，舌下有瘀斑。

【用法用量】 一次 1 袋，一日 3 次。

【主要成分】

荜澄茄：为樟科植物山鸡椒的干燥成熟果实。生用。具有温中散寒、行气止痛的功效。可用于胃寒呕逆，脘腹冷痛，寒疝腹痛，寒湿瘀滞，小便浑浊。

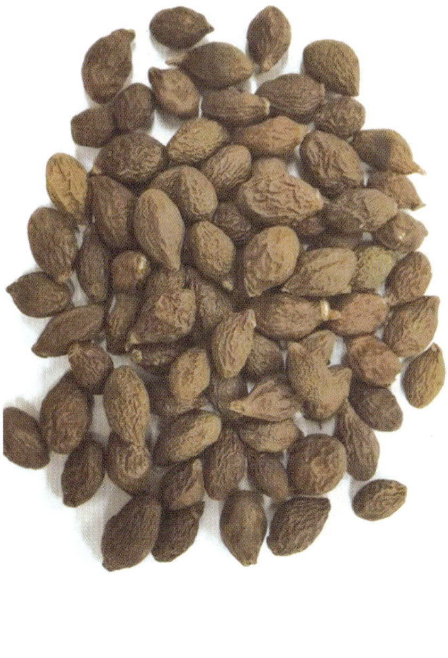

【注意事项】

1. 饮食宜清淡，忌食辛辣、生冷、油腻食物。
2. 忌情绪激动及生闷气。
3. 不宜在服药期间同时服用滋补性中药。
4. 孕妇禁用。

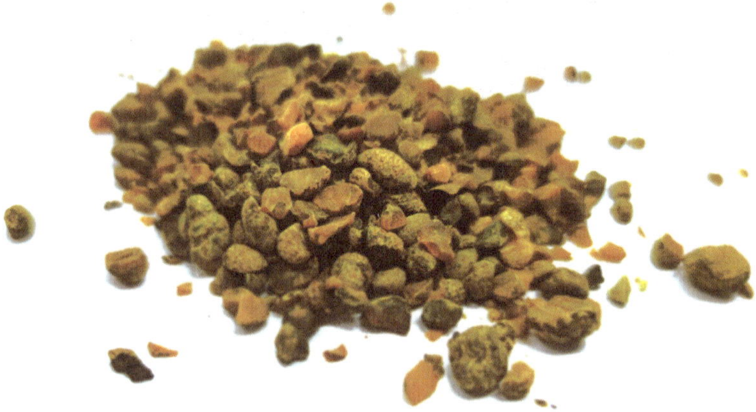

（十一）胃苏颗粒

【药品成分】 紫苏梗、香附、陈皮、香橼、佛手、枳壳、槟榔、鸡内金（制）。辅料为糊精、甜菊苷、羧甲淀粉钠。

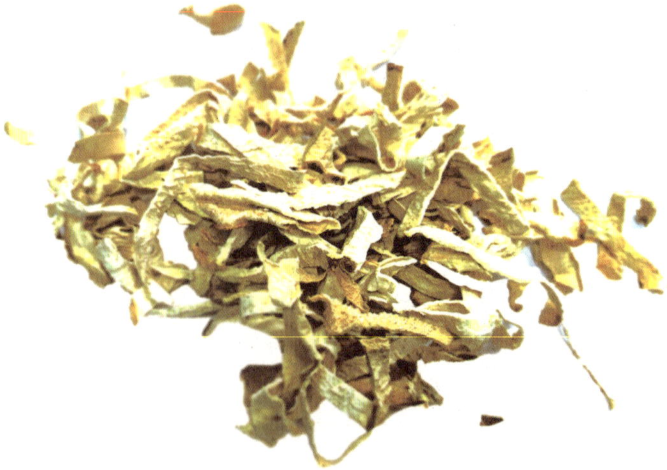

【功能主治】 理气消胀，和胃止痛。主治气滞型胃脘痛，症见胃脘胀痛，窜及两胁，得嗳气或矢气则舒，情绪郁怒则加重，胸闷食少，排便不畅及慢性胃炎见上述证候者。

【辨舌象】 舌质暗红，舌体胖大，苔白薄腻。

【用法用量】 开水冲服。一次 1 袋，一日 3 次。15 天为 1 个疗程。

【主要成分】

紫苏梗：是植物紫苏的干燥茎。紫苏辛温行散，叶轻如肺，能发散风寒、宣肺止咳；梗如脾胃，善于行气和中，理气安胎。故为风寒咳嗽、脾胃气滞所常用，此外，又解鱼蟹之毒。

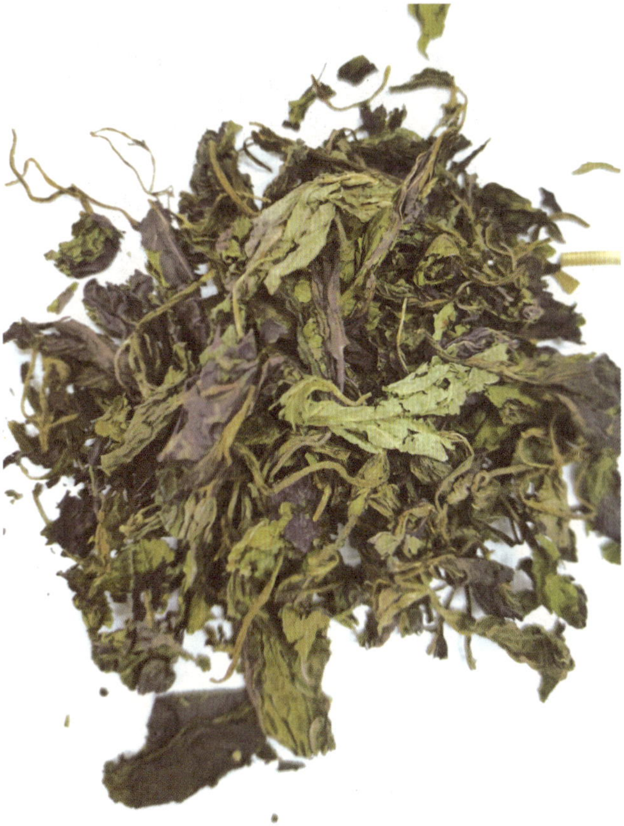

枳壳：枳壳、枳实同出一物，生则皮厚而实，曰枳实；熟则壳薄而虚，曰枳壳。中药枳壳为植物酸橙及其栽培变种未成熟的果实。中药枳壳的功效理气宽中，化痰消积。胁肋胀痛，痰滞咳嗽，食积不化，脘腹胀满，《药性赋》所说："宽中下气，枳壳缓而枳实速也。"

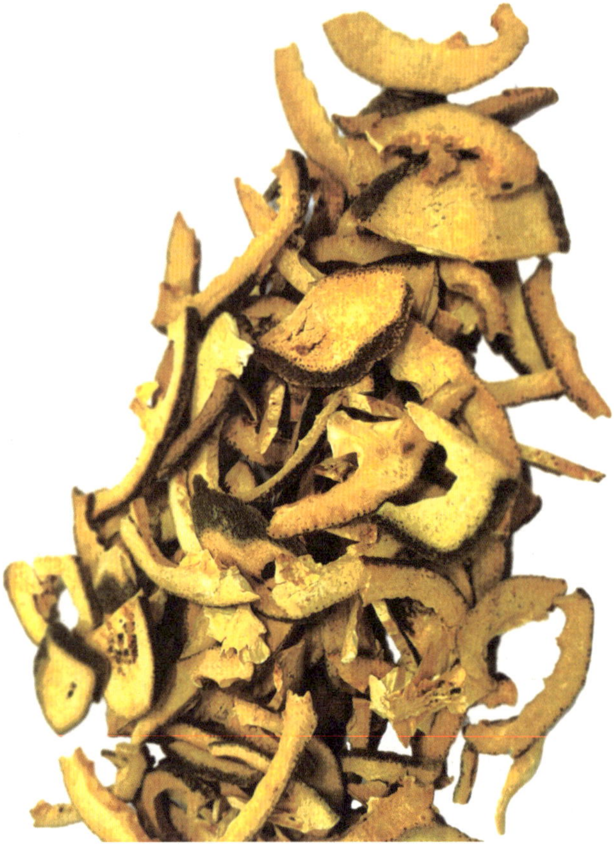

（十二）小建中胶囊

【药品成分】 桂枝、白芍、甘草、生姜、大枣。

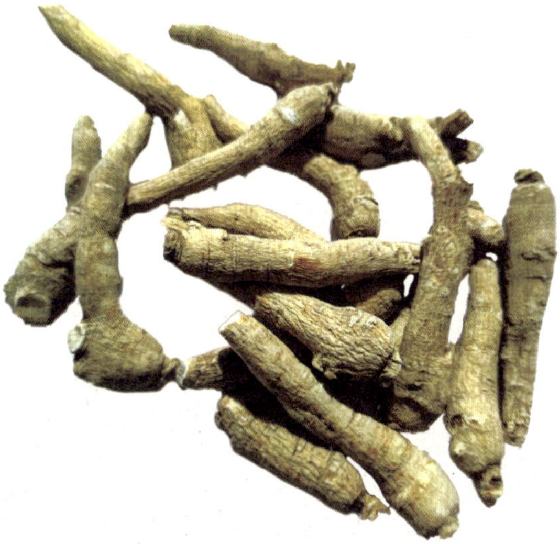

【功能主治】　温中祛寒，缓急止痛。用于脾胃虚寒，脘腹疼痛，喜温喜按，嘈杂吞酸，食少，心悸。

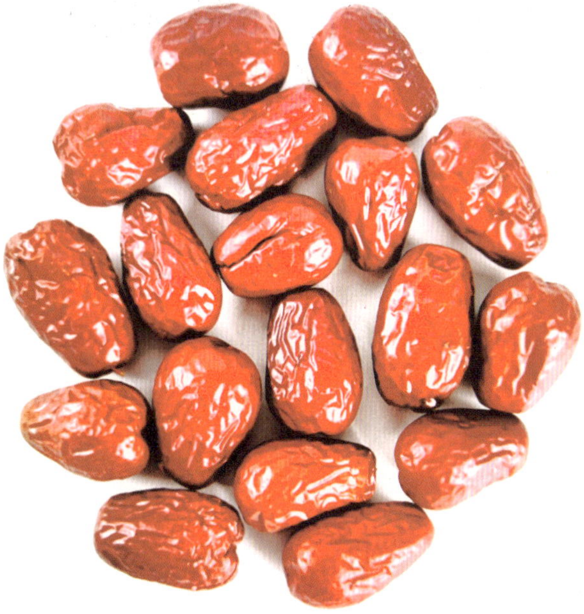

【辨舌象】 舌体胖大，舌苔淡白，舌边有齿痕。

【用法用量】 一次2~3粒，一日3次。

【主要成分】

桂枝：是主治里寒常用的温里药，具有补元阳、通血脉、暖脾胃之功效，常与补肝肾药、补气血药配伍，治疗肾阳不足，与其他温里药配伍治疗脘腹冷痛、寒痹腰痛，具有明显的镇痛和抗癌防癌的作用。

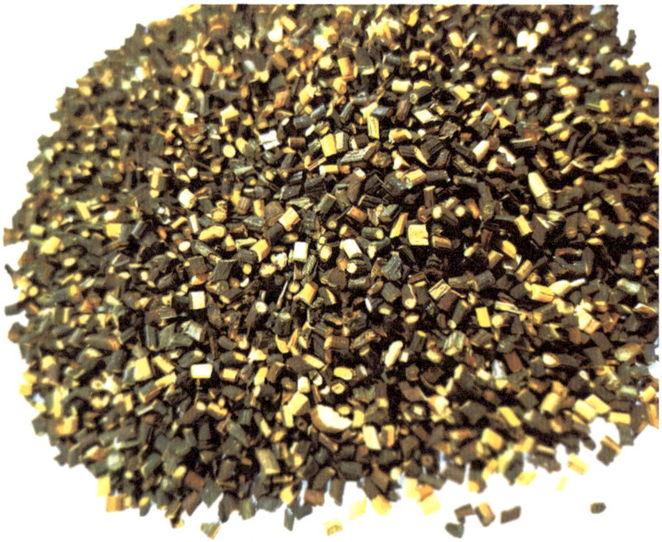

【注意事项】

1. 忌食生冷油腻、不易消化食物。

2. 不适用于脾胃阴虚，舌象为舌质淡红、舌体胖嫩、白薄苔。

3. 外感风热表证未清患者及脾胃湿热或有明显胃肠道出血症状者不宜服用。

4. 不适用于肝肾阴虚，舌象表现为舌质红嫩，表面光滑，干燥多沫，舌苔少或无。

5. 孕妇禁用。

（十三）气滞胃痛颗粒

【药品成分】 延胡索（炙）、枳壳、香附（炙）、白芍、炙甘草。

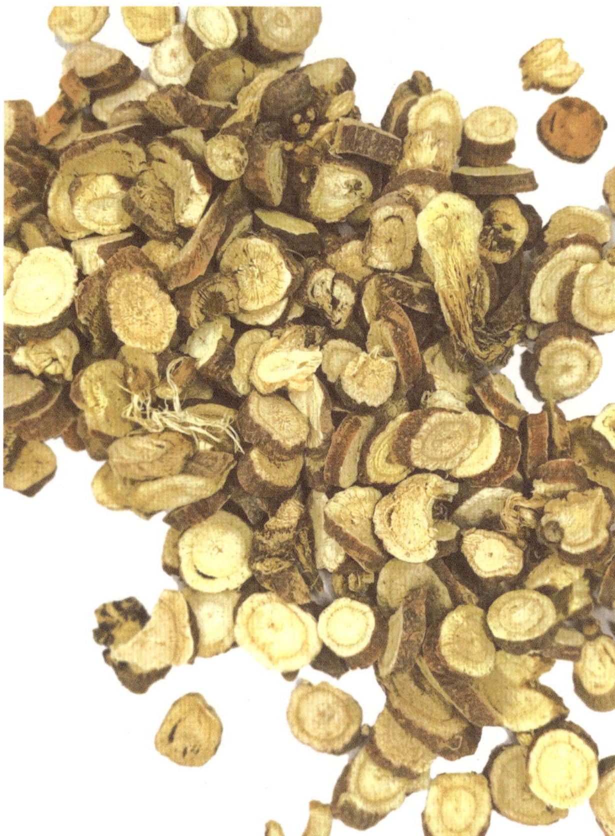

【功能主治】 肝郁气滞，胸痞胀满，胃脘疼痛。

【辨舌象】 舌厚偏红，舌苔厚腻，舌下有瘀斑。

【用法用量】 一次1袋，一日3次。

【主要成分】

枳壳：《药性赋》所说："宽中下气，枳壳缓而枳实速也。"

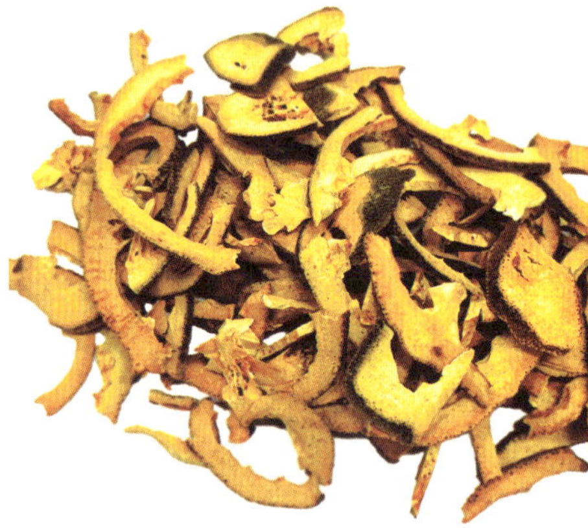

【注意事项】

1. 饮食宜清淡，忌酒及辛辣、生冷、油腻食物。
2. 忌愤怒、忧郁，保持心情舒畅。
3. 孕妇慎用。

(十四)胃复春片

【药品成分】 红参、香茶菜、枳壳(麸炒)。

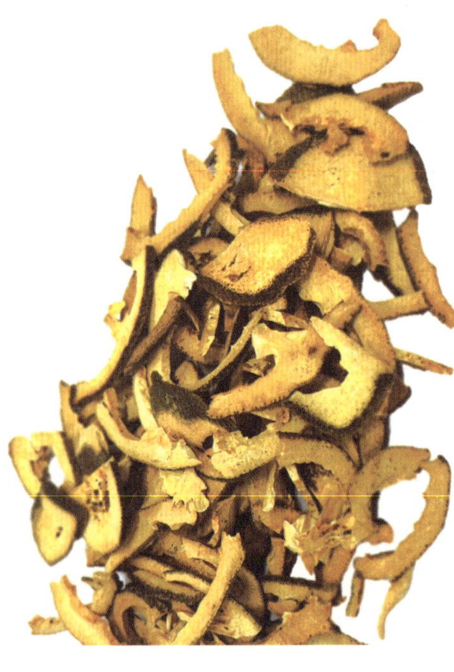

【功能主治】 健脾益气、行气利湿、活血解毒。用于治疗胃癌癌前期病变,胃癌手术后辅助治疗、慢性浅表性胃炎属脾胃虚弱证者。

【辨舌象】 舌体胖大,舌苔白厚腻,舌边有齿痕。

【用法用量】 口服。一次 4 片,一日 3 次。

【主要成分】

红参:五加科植物人参的栽培品经蒸制后的干燥根和根茎,具有补气、滋阴、补脾益肺、安神益智的功效。

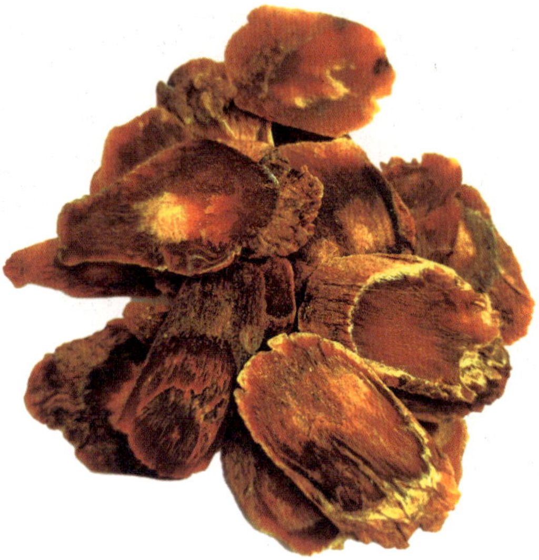

【注意事项】

1. 过敏体质者应慎用。

2. 药品性状发生改变时,如药片粘连,变色,药片上有霉斑、裂纹、发潮,有臭味等,请不要服用。

3. 请在有效期内服用。

4. 孕妇须在医生指导下服用。

5. 服药期间,饮食宜清淡易消化,忌食生冷、油腻、辛辣食物。

【相关阅读】

1.《本草纲目》:"活血润燥,止痛散肿,通经。"

2.《开宝》:“产后血晕口噤,腹内恶血不尽绞痛,胎死腹中,并酒煮服。亦主蛊毒。”

3.《本经逢原》:“血生于心包,藏于肝,属于冲任,红花汁与之同类。故能行男子血脉,通妇人经水,活血,解疸毒,散赤肿。”

(十五)附子理中丸

【药品成分】 附子(制)、党参、白术(炒)、干姜、甘草。辅料为蜂蜜。

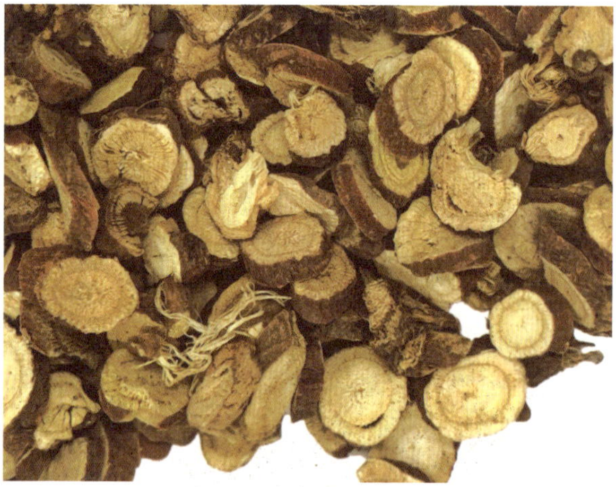

【性状】 本产品为棕褐色至黑褐色的大蜜丸,气微,味微腥而辛辣。

【功能主治】 温中健脾。用于脾胃虚寒,脘腹冷痛,呕吐泄泻,手足不温。

【辨舌象】 舌苔白厚腻,舌体胖大,周边有齿痕。

【用法用量】 口服。大蜜丸一次1丸,一日2~3次。

【主要成分】

附子:为毛茛科植物乌头的子根的加工品。味辛、甘,性大热。归心、肾、脾经。具有回阳救逆、补火助阳、散寒止痛之功效。用于亡阳虚脱,肢冷脉微,心阳不足,胸痹心痛,虚寒吐泻,脘腹冷痛,肾阳虚衰,阳痿宫冷,阴寒水肿,阳虚外感,寒湿痹痛。

【注意事项】

1. 忌不易消化食物。

2. 感冒发热患者不宜服用。

3. 有高血压、心脏病、肝病、糖尿病、肾病等慢性病严重者应在医师指导下服用。

4. 孕妇慎用，哺乳期妇女、儿童应在医师指导下服用。

5. 对本品过敏者禁用，过敏体质者慎用。

6. 本品性状发生改变时禁止使用。

【相关阅读】

1.《本草纲目》："治三阴经证，及阴毒伤寒，阴阳易病。"

2.《本经》："风寒咳逆邪气，温中，寒湿，拘挛膝痛，不能行步，破症坚积聚血瘕，金疮。"

3.《别录》："腰脊风寒，脚疼冷弱，心腹冷痛，霍乱转筋，下痢赤白，强阴，坚肌骨，又堕胎，为百药长。"

（十六）越鞠丸

【药品成分】　香附（醋制）、川芎、栀子（炒）、苍术（炒）、六神曲（炒）。

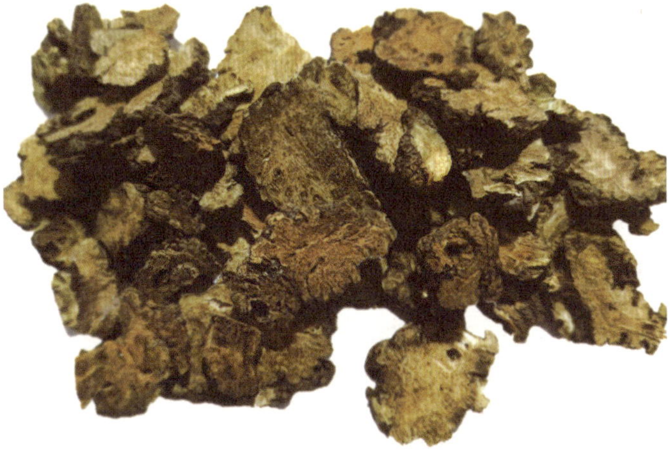

【性状】 本品为深棕色至棕褐色的水丸;气香,味微涩、苦。

【功能主治】 理气解郁,宽中除满。用于胸脘痞闷,腹中胀满,饮食停滞,嗳气吞酸。

【辨舌象】 舌厚偏红,黄腻苔,舌体胖大。

【用法用量】 口服。一次 6 ~ 9 g,一日 2 次。

【主要成分】

六神曲:由辣蓼、青蒿、苍耳草、赤小豆、苦杏仁、麦麸、面粉组成。具有健脾和胃,消食调中的作用。用于脾胃虚弱,饮食停滞,胸痞腹胀,小儿食积。

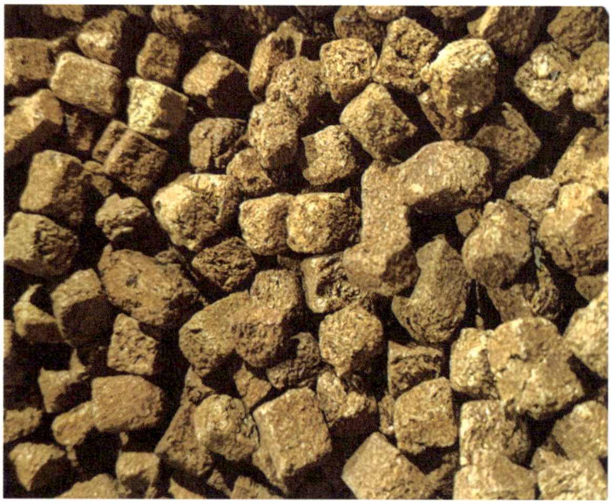

【注意事项】

1. 忌生冷及油腻难消化的食物。

2. 服药期间要保持情绪乐观,切忌生气恼怒。

3. 有高血压、心脏病、肝病、糖尿病、肾病等慢性病严重者应在医师指导下服用。

4. 儿童、孕妇、哺乳期妇女、年老体弱者应在医师指导下服用。

5. 对本品过敏者禁用,过敏体质者慎用。

6. 本品性状发生改变时禁止使用。

7. 如正在使用其他药品,使用本品前请咨询医师或药师。

8. 禁忌:急性胆囊炎者、急性消化性溃疡者禁用。

（十七）三九胃泰颗粒

【药品成分】　三叉苦、九里香、白芍、地黄、木香等。

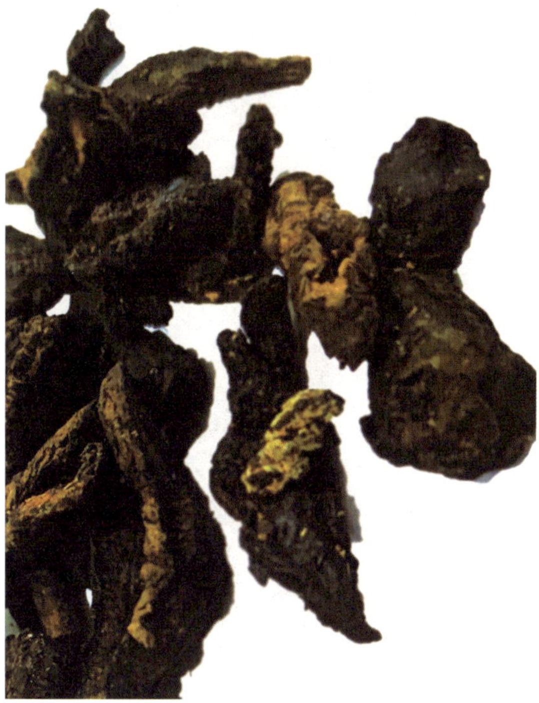

【性状】　为灰黄色至褐黄色的颗粒；味苦、辛。

【功能主治】　清热祛湿，消炎止痛，理气除胀，养胃益肠。用于上腹隐痛、饱胀、反酸、恶心、呕吐、纳差、心口嘈杂感等及浅表性胃炎、糜烂性胃炎、萎缩性胃炎等慢性胃炎见有上述证候者。

【辨舌象】　舌质红，舌体胖大，苔黄厚腻，舌边有齿痕。

【用法用量】　开水冲服。一次1袋，一日2次。

【相关阅读】

白芍：味苦、酸。性微寒。归肝、脾经。具有养血调经，敛阴止汗，柔肝止痛，平抑肝阳之功效。常用于血虚萎黄，月经不调，自汗，盗汗，胁痛，腹痛，四肢挛痛，头痛眩晕。

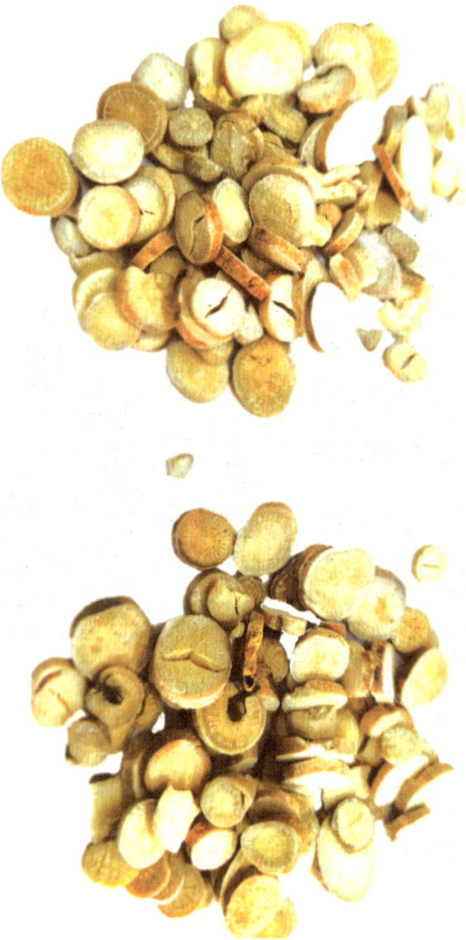

【注意事项】

1. 服药期间，忌食辛辣，油炸，过酸食物及酒类等刺激性食品。

2. 15 天为一疗程，初显疗效后不宜立即停药，建议再服 3 ~ 4 个疗程以巩固疗效。

3. 胃寒患者慎用。

【相关阅读】

1.《本经》："主邪气腹痛，除血痹，破坚积，治寒热疝瘕，止痛，利小便，益气。"

2.《别录》："通顺血脉，缓中，散恶血，逐贼血，去水气，利膀胱、大小肠，消痈肿，(治)时行寒热，中恶腹痛，腰痛。”

3.《生草药性备要》：“止痛，消肿毒，通窍，能止疮痒，去皮风，杀疥。”

4.《岭南采药录》：“患百子痰打，用叶一撮，捣烂煮粥，和糖服之。”

5.《广西中药志》：“行气止痛，活血散瘀。治跌打肿痛，风湿，气痛。”

(十八)温胃舒胶囊

【药品成分】 党参、附子(制)、黄芪(炙)、肉桂、山药、肉苁蓉(制)、白术(炒)、山楂(炒)、乌梅、砂仁、陈皮、补骨脂。

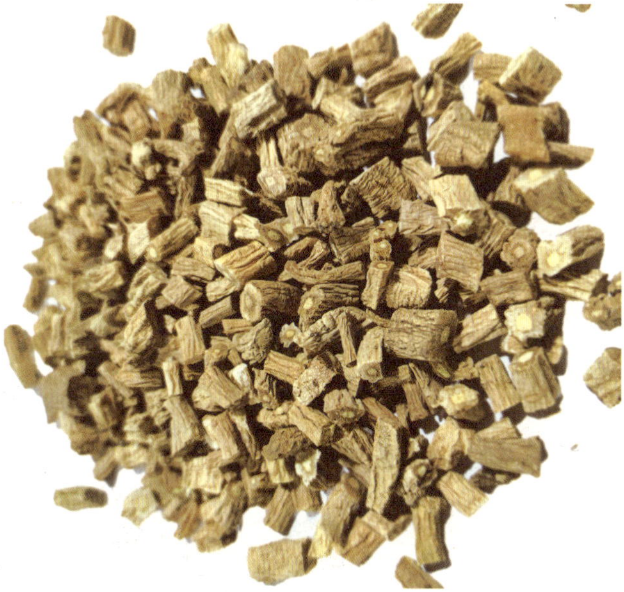

【性状】 胶囊内容物为浅黄色或黄色的颗粒；味酸，味苦。

【功能主治】 温胃止痛。用于慢性胃炎，胃脘凉，生冷受寒痛甚。

【辨舌象】 舌质淡，舌苔水滑。

【用法用量】 口服。一次3粒，一日2次。

【主要成分】

肉桂：味辛、甘，性大热。归肾、脾、心、肝经。有补火助阳、引火归元、散寒止痛、温通经脉的功效。用于阳痿宫冷，腰膝冷痛，肾虚作喘，虚阳上浮，眩晕目赤，心腹冷痛，虚寒吐泻，寒疝腹痛，痛经经闭。

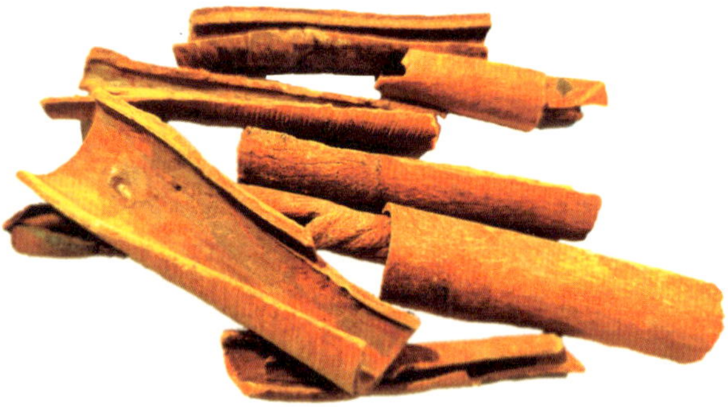

山药：甘，平。入肺、脾、肾经。具有补脾养胃、生津益肺、补肾涩精之功效。用于脾虚食少、久泻不止，麸炒山药可补脾健胃。

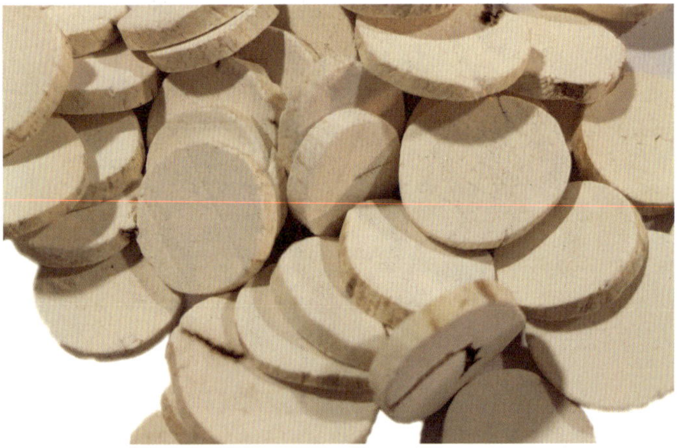

【相关阅读】

1.《神农本草经》："主上气咳逆，结气喉痹吐吸，利关节，补中益气。"

2.《药性论》："主治九种心痛，杀三虫，主破血，通利月闭，治软脚，痹、不仁，胞衣不下，除咳逆，结气、拥痹，止腹内冷气，痛不可忍，主下痢，鼻息肉。杀草木毒。"

3.《伤寒蕴要》："补不足，清虚热。"

4.《纲目》："益肾气，健脾胃，止泄痢，化痰涎，润皮毛。"

5.《本经》："主伤中，补虚，除寒热邪气，补中益气力，长肌肉，久服耳目聪明。"

【注意事项】

1. 胃大出血时忌用。

2. 孕妇忌用。

3. 儿童及年老年体虚者应在医师指导下服用。

4. 药品性状发生改变时禁止服用。

5. 请将此药品放在儿童不能接触的地方。

6. 如正在服用其他药品，使用本品前请咨询医师或药师。

（十九）养胃舒颗粒

【药品成分】 党参、陈皮、黄精（蒸）、山药、玄参、乌梅、山楂、北沙参、干姜、菟丝子、白术（炒）。

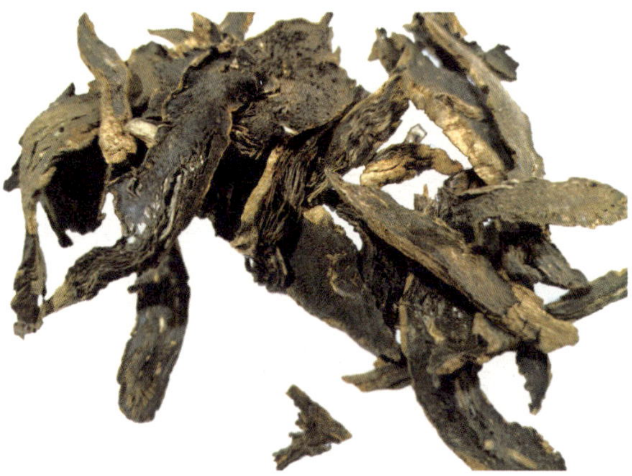

【功能主治】 滋阴养胃。用于慢性胃炎，胃脘灼烧、隐痛。

【辨舌象】 舌质淡红，苔薄白湿滑。

【用法用量】 开水冲服。每袋10 g,一次1~2袋,一日2次。

【主要成分】

黄精:味甘,性平。归脾、肺、肾经。具有补气养阴,健脾,润肺,益肾之功效。用于脾胃气虚,体倦乏力,胃阴不足,口干食少,肺虚燥咳,劳嗽咳血,精血不足,腰膝酸软,须发早白,内热。

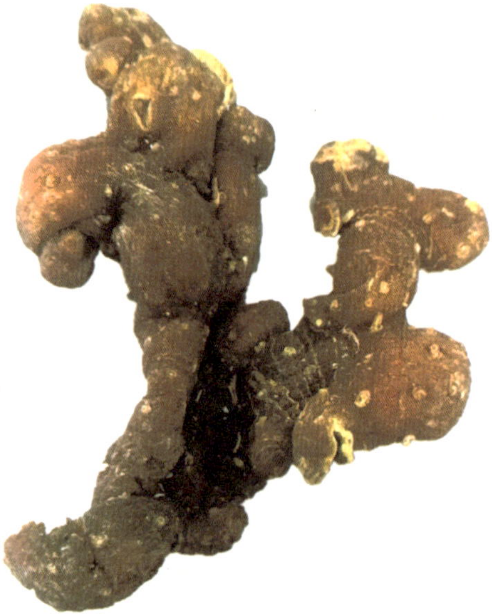

【注意事项】

1. 孕妇慎用。
2. 湿热胃痛证及重度胃痛请在医师指导下服用。
3. 糖尿病患者、儿童及年老体虚患者应在医师指导下服用。
4. 对本品过敏者禁用,过敏体质者慎用。
5. 药品性状发生改变时禁止使用。
6. 请将此品放在儿童不能接触的地方。
7. 如正在服用其他产品,使用本品前请咨询医师或药师。

【相关阅读】

1.《本草求真》:"黄精止是入脾补阴,若使夹有痰湿,则食反更助湿。"

2.《本草便读》:“黄精味甘而厚腻,颇类熟地黄……按其功力,亦大类熟地,补血补阴,养脾胃。”

(二十)补中益气丸

【药品成分】 炙黄芪、党参、炙甘草、炒白术、当归、升麻、柴胡、陈皮。辅料为生姜、大枣。

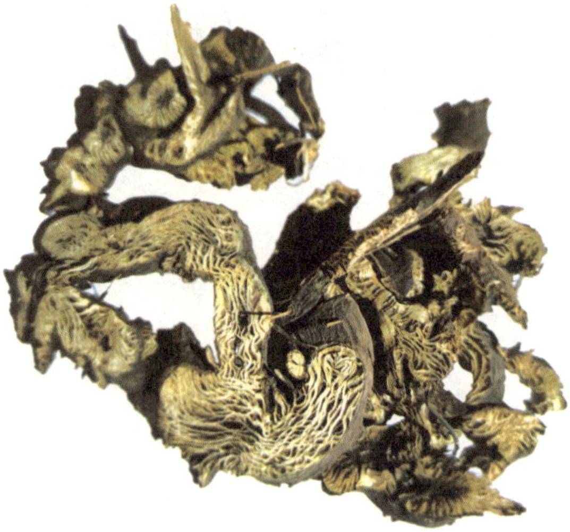

【功能主治】 补中益气,升阳举陷,甘温除热。用于脾胃虚弱、中气下陷所致的体倦乏力、食少腹胀、便溏久泻、脱肛、胃下垂、低热。

【辨舌象】 舌体胖大,舌苔白厚腻,舌边有齿痕。

【用法用量】 口服。一次1袋(6 g),一日2~3次。

【主要成分】

炙黄芪:性甘、微温。归肺、脾、肝、肾经。补气升阳,益味固表,托毒生肌,利水消肿。

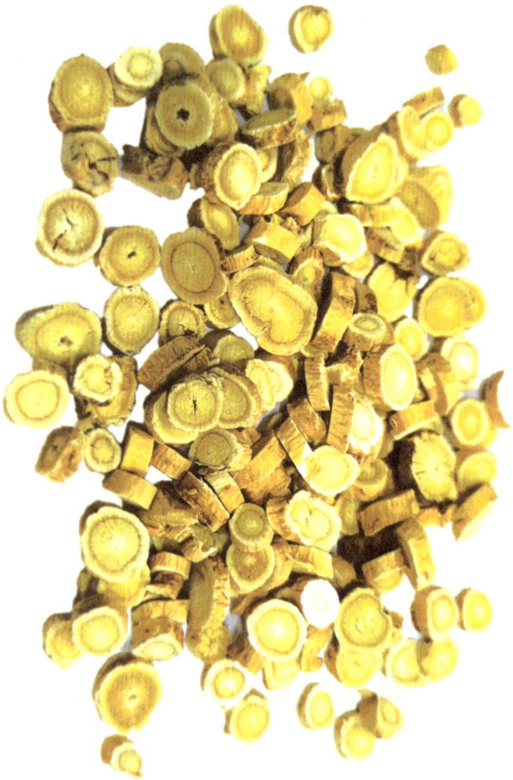

【注意事项】

1. 忌不易消化食物。

2. 感冒发热者暂不宜服用。

3. 有高血压、心脏病、肝病、糖尿病、肾病等慢性病严重者应在医师指导下服用。

4. 儿童、孕妇、哺乳期妇女应在医师指导下服用。

5. 对本品过敏者禁用,过敏体质者慎用。

【相关阅读】

1.《黄帝内经》:"损者益之,劳者温之,甘温除热。"

2. 中气下陷,主要表现为内脏下垂诸症。

中气不虚则升举有力,凡下脱下垂诸症皆可自复其位。

此外,补中益气汤又以"甘温除热"著称,对脾胃虚弱、劳倦内伤导致正气虚损出现的非感染性的气虚发热及长期低热，疗效甚佳。

（二十一）藿香正气丸

【药品成分】 广藿香、紫苏叶、白芷、白术（炒）、陈皮、半夏（制）、厚朴（姜制）、茯苓、桔梗、甘草、大腹皮、大枣、生姜。

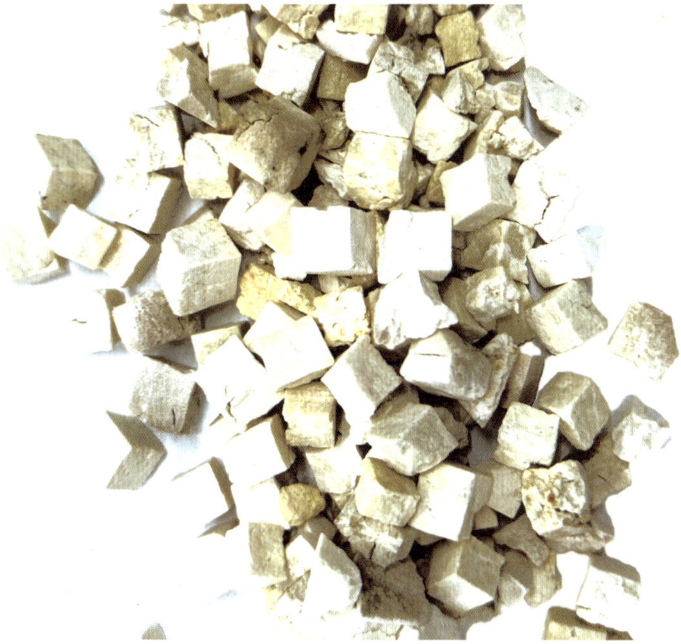

【功能主治】 解表化湿，理气和中。用于暑湿感冒，头痛身重胸闷，或恶寒发热，脘腹胀痛，呕吐泄泻。

【辨舌象】 舌体胖大，舌苔白厚腻，边有齿痕。

【用法用量】 口服。一次 8 丸，一日 3 次。

【主要成分】

广藿香：味辛，性微温。归脾、胃、肺经。具有芳香化浊，和中止呕，发表解暑之功效。用于湿浊中阻，脘痞呕吐，暑湿表证，湿温初起，发热倦怠，胸闷不舒，寒湿闭暑，腹痛吐泻，鼻渊头痛。

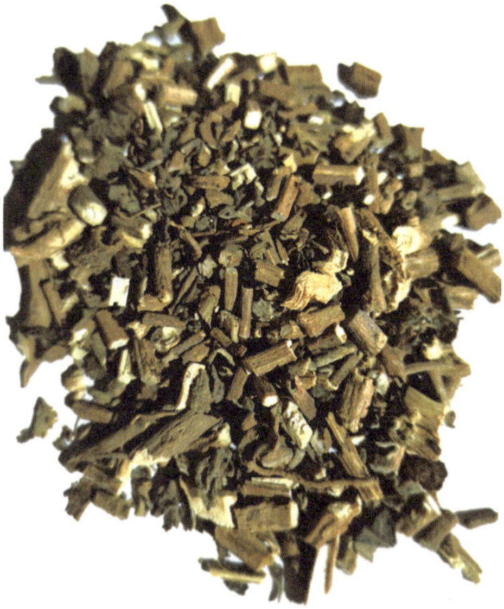

【注意事项】

1. 饮食宜清淡。

2. 不宜在服药期间同时服用滋补性中成药。

3. 有高血压、心脏病、肝病、糖尿病、肾病等慢性病严重者，孕妇或正在接受其他治疗的患者，均应在医师指导下服用。

4. 服药3天后症状未改善，或出现吐泻明显，并有其他严重症状时应去医院就诊。

5. 按照用法用量服用，小儿、年老体虚者应在医师指导下服用。

6. 长期服用应向医师咨询。

7. 对本品过敏者禁用，过敏体质者慎用。

8. 本品性状发生改变时禁止使用。

9. 儿童必须在成人监护下使用。

10. 请将本品放在儿童不能接触的地方。

【相关阅读】

1.《别录》："疗风水毒肿，去恶气，疗霍乱、心痛。"

2.《本草逢原》:“藿香入手足太阴。芳香之气助脾醒胃,故能止呕逆,开胃进食。温中快气,去瘴气,止霍乱,治心腹痛。凡时行疫疠,山岚瘴疟,用此醒脾健胃,则邪气自无容而愈矣。”

(二十二)六味安消胶囊

【药品成分】 土木香、大黄、山柰、寒水石(煅)、诃子、碱花。

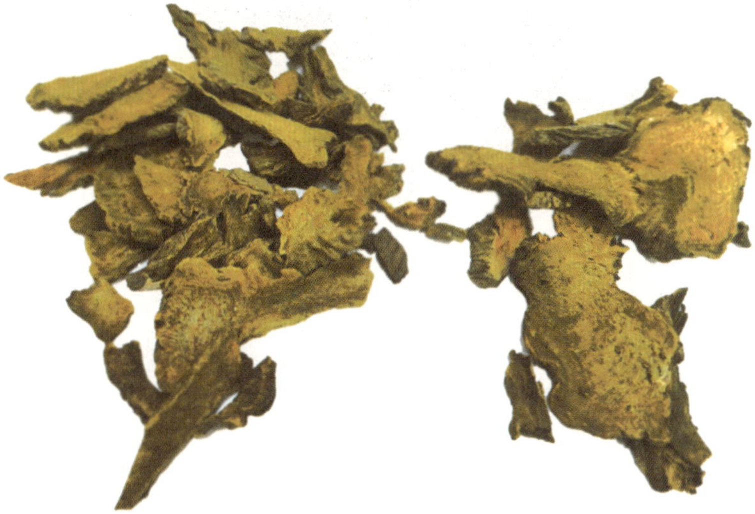

【功能主治】 和胃健脾,导滞消积,活血止痛。主要用于胃痛胀满,消化不良,便秘,痛经。

【辨舌象】 舌体胖大,苔白厚腻,舌边有齿痕。

【用法用量】 口服。一次3~6粒,一日2~3次。

【主要成分】

土木香:为菊科植物木香的根。辛、苦、温。归脾、胃、大肠、三焦、胆经。行气解痛,健脾消食。主要用于脾胃气滞证、大肠气滞、泻痢后重、肝胆气滞证。

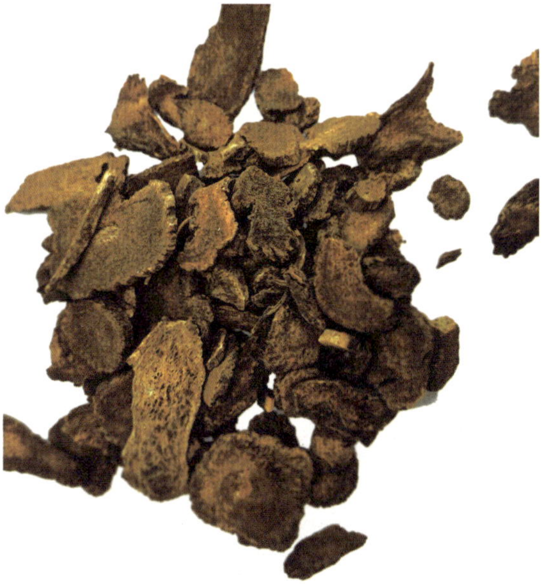

寒水石：本品为硫酸盐类矿物芒硝的晶体。清热降火，利窍，消肿。治时行热病，积热烦渴，吐泻，水肿，尿闭，齿衄，丹毒，烫伤。

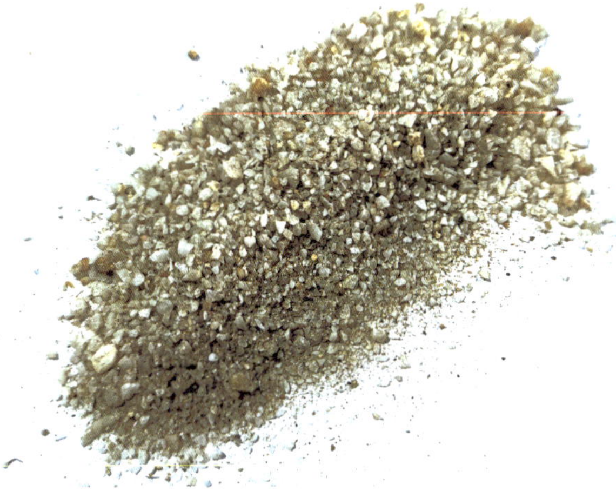

诃子:性苦、酸、涩,平。归肺、大肠经。

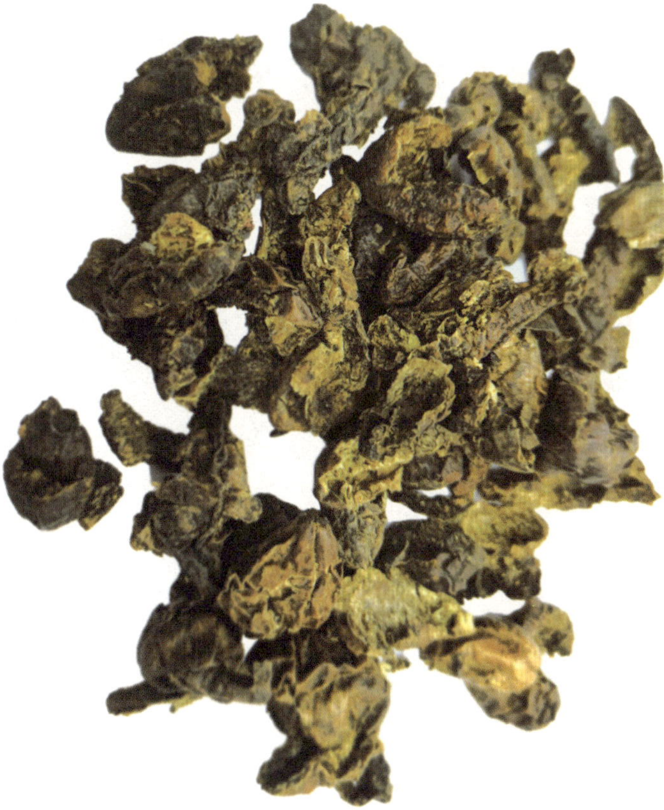

【注意事项】

1. 小儿及孕妇忌服。

2. 不适用于久病体虚的胃痛患者。

(二十三)摩罗丹

【药品成分】　百合、茯苓、玄参、乌药、泽泻、麦冬、当归、茵陈、延胡索、白芍、石斛、九节菖蒲、川芎、鸡内金、三七、白术、地榆、蒲黄。

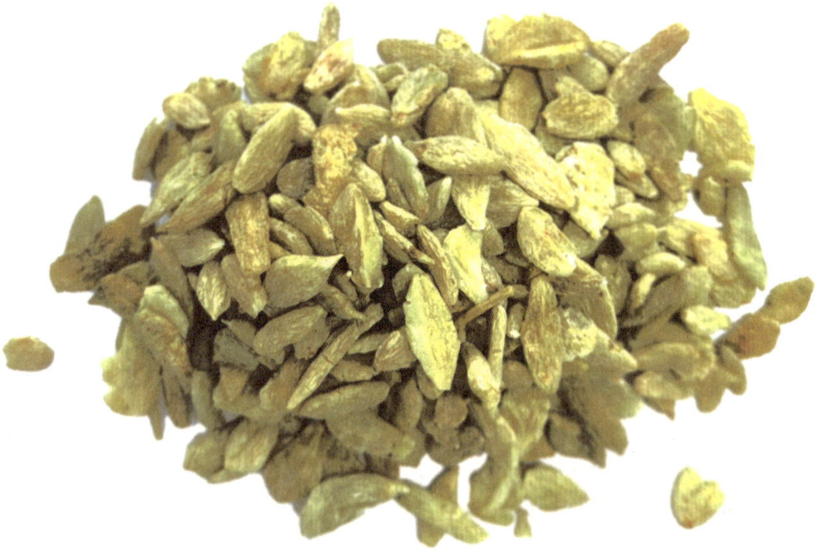

【功能主治】 和胃降逆，健脾消胀，通络定痛。用于慢性萎缩性胃炎症，胃疼，胀满，痞闷，纳呆，嗳气等。

【辨舌象】 舌体胖大、舌苔白腻，舌边有齿痕。

【用法用量】 口服。一次 8 丸，一日 3 次。建议重症患者口服一次16 丸，一日 3 次。饭前用米汤或温开水送下。

【主要成分】

茯苓：味甘、淡，性平。归心、肺、脾、肾经。利水渗湿，健脾，宁心。主要用于水肿尿少，痰饮眩悸，脾虚食少，便溏泄泻，心神不安，惊悸失眠。

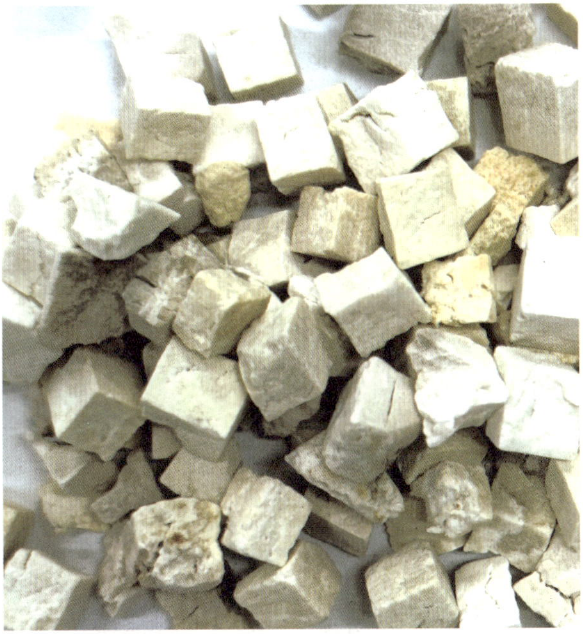

乌药：性辛，温。归肺、脾、肾、膀胱经。

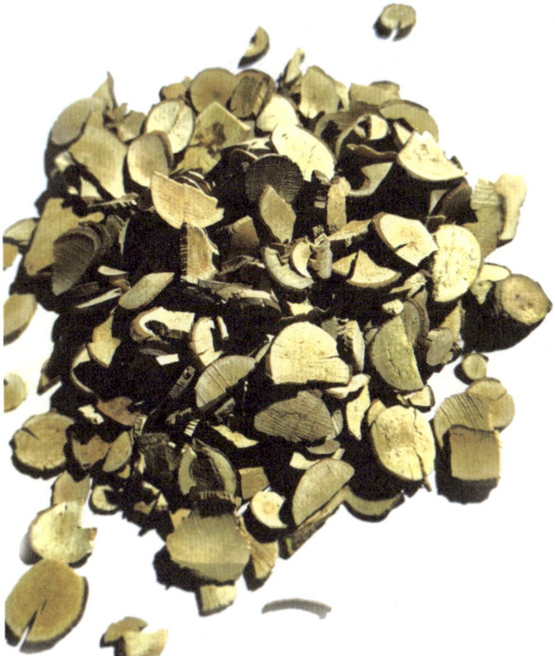

【注意事项】

1. 忌食刺激性食物及饮料。

2. 孕妇慎用。

(二十四)四神丸

【药品成分】 肉豆蔻(煨)、补骨脂(盐炒)、五味子(醋制)、吴茱萸(制)、大枣(去核)。

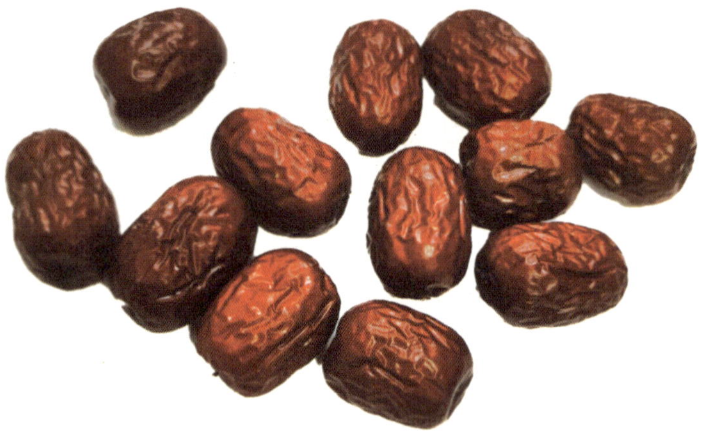

【功能主治】 温肾散寒,涩肠止泻。主要用于脾肾阳虚不足所致的泄泻,症见肠鸣腹胀、五更溏泻、食少不化、久泻不止、面黄肢冷。

【辨舌象】 舌体胖大,舌苔白厚腻,舌边有齿痕。

【用法用量】 口服。一次 9 g,一日 1 ~2 次。

【主要成分】

补骨脂:为豆科植物补骨脂。辛、苦、温。归肾、脾经。温肾助阳,温脾止泻,纳气平喘。主要用于肾阳虚证,脾肾阳虚泄泻,肾不纳气之虚喘。

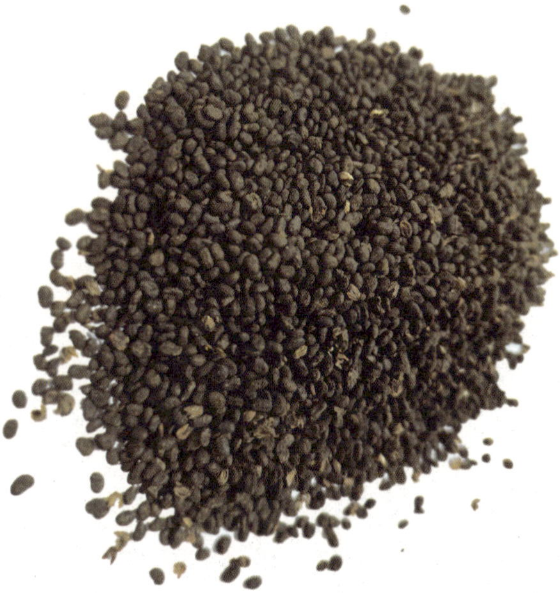

吴茱萸:性辛、苦,热;有小毒。归肝、脾、胃、肾经。

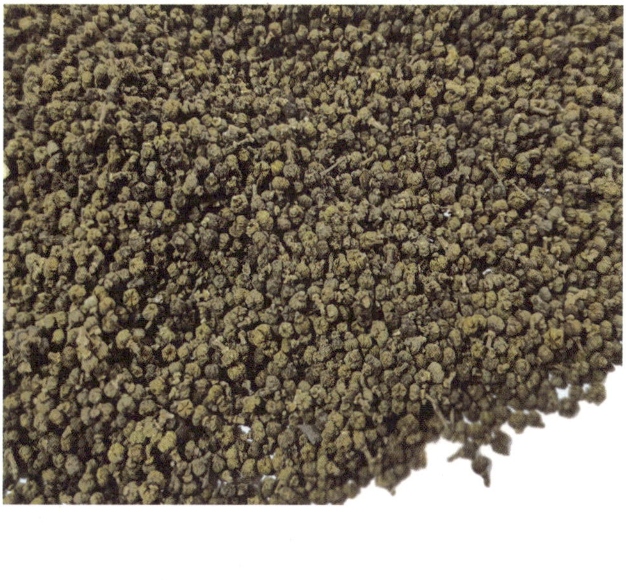

【注意事项】 忌食生冷、油腻。

(二十五)舒肝和胃丸

【药品成分】 香附(醋制)、白芍、佛手、木香、郁金、柴胡、白术(炒)、陈皮、广藿香、槟榔(炒焦)、乌药、炙甘草、莱菔子。辅料为蜂蜜。

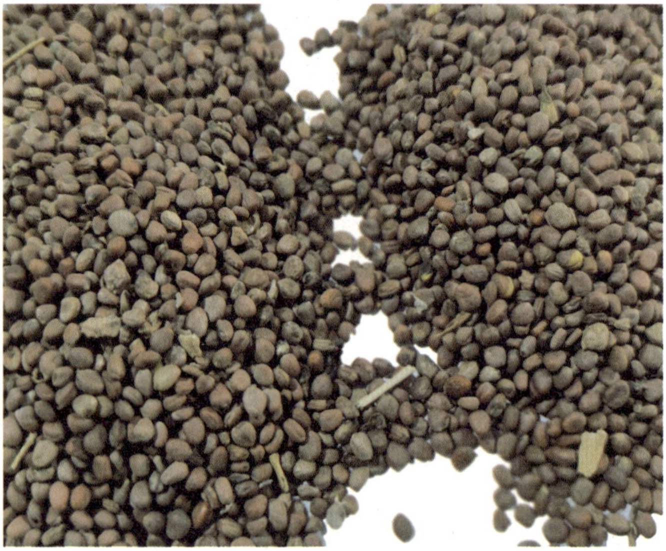

【性状】 水蜜丸。

【功能主治】 疏肝解郁,和胃止痛。用于肝胃不和,两胁胀满,胃脘疼痛,食欲不振,呃逆呕吐,大便失调。

【辨舌象】 舌质红,舌下瘀斑,舌苔薄白。

【用法用量】 口服。水蜜丸一次45丸(9 g),一日2次。

【主要成分】

佛手:入药部位为植物的干燥果实,疏肝理气,和胃止痛,燥湿化痰。用于肝胃气滞,胸胁胀痛,胃脘痞满,食少呕吐,咳嗽痰多。性辛、苦、酸,温。归肝、脾、肺经。

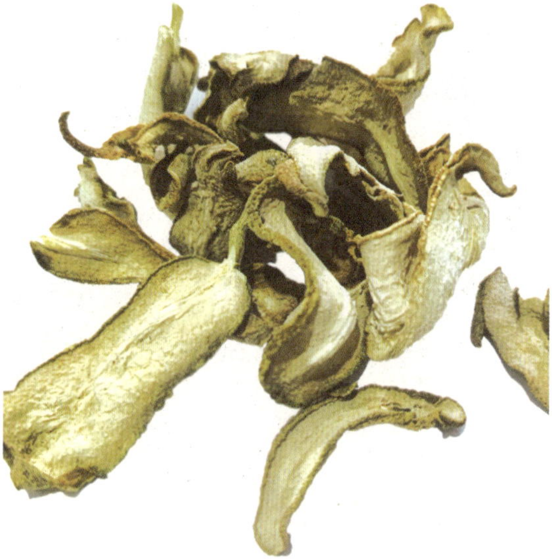

【注意事项】

1. 饮食宜清淡，忌酒及辛辣、生冷、油腻食物。

2. 忌愤怒、忧郁，保持心情舒畅。

3. 有高血压、心脏病、肝病、糖尿病、肾病等慢性病严重者应在医师指导下服用。

4. 儿童、孕妇、哺乳期妇女、年老体弱者应在医师指导下服用。

5. 胃痛严重者，应及时去医院就诊。

6. 服药 3 天症状无缓解，应去医院就诊。

7. 对该药品过敏者禁用，过敏体质者慎用。

8. 该药品性状发生改变时禁止使用。

9. 儿童必须在成人监护下使用。

10. 请将该药品放在儿童不能接触的地方。

11. 如正在使用其他药品，使用该药品前请咨询医师或药师。

(二十六)木香顺气丸

【药品成分】　槟榔、苍术、陈皮、甘草、厚朴、木香、青皮、砂仁、香附、枳壳。

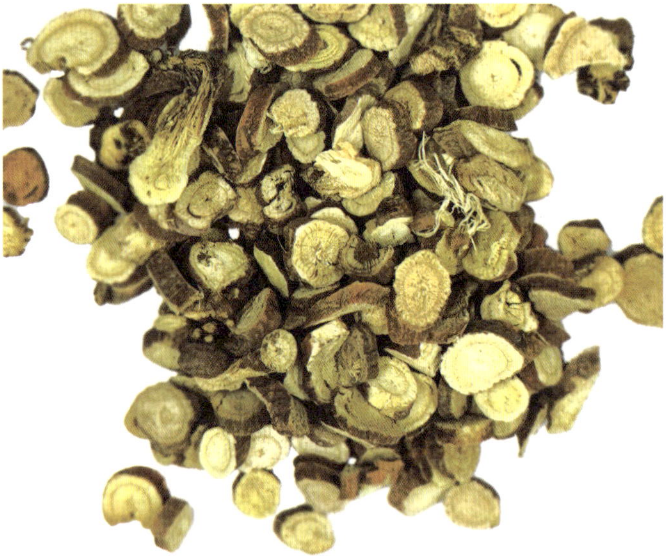

【功能主治】 用于行气化湿,健脾和胃。用于湿浊中阻、脾胃不和所致的胸膈痞闷、脘腹胀痛、呕吐恶心、嗳气纳呆。

【辨舌象】 舌体胖大,舌苔白厚腻,舌边有齿痕。

【用法用量】 口服。一次 10 g,一日 2 ~3 次。

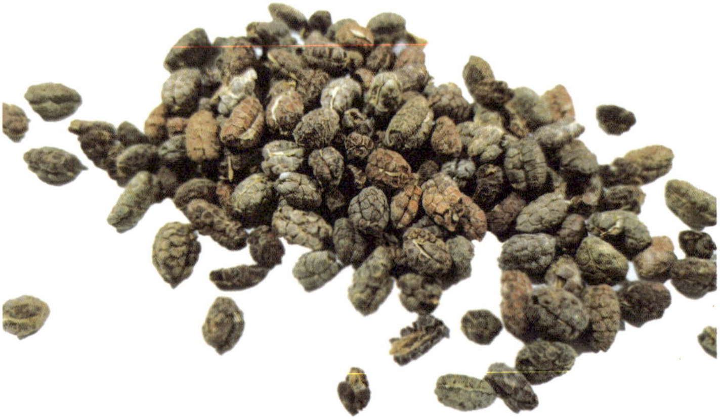

【主要成分】

苍术:性辛、苦,温。归脾、胃、肝经。燥湿健脾,祛风散寒,明目。用于脘腹胀满,泄泻,水肿,脚气痿躄,风湿痹痛,风寒感冒,夜盲。

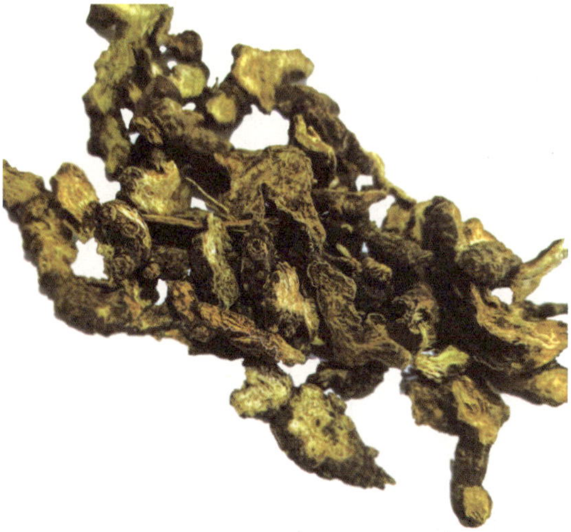

厚朴:性苦、辛,温。归脾、胃、肺、大肠经。燥湿消痰,下气除满。用于湿滞伤中,脘痞吐泻,食积气滞,腹胀便秘,痰饮喘咳。

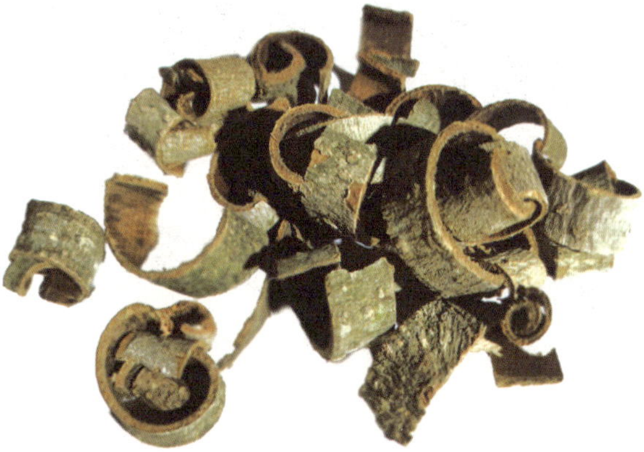

【注意事项】

1. 孕妇慎用。

2. 忌生冷油腻食物。

3. 本药宜空腹用温开水送服。

4. 本药为香燥之品组成，如遇口干舌燥，手心足心发热感的阴液亏损者慎用。

5. 本药对气机郁滞、肝气犯胃的胃痛窜走者效果好，不适用于其他证候的胃痛。

6. 服药 3 天症状无改善，或出现胃痛加重或其他症状时，应去医院就诊。

7. 长期服用应向医师咨询。

8. 对本品过敏者禁用，过敏体质者慎用。

（二十七）保和丸

【药品成分】 山楂（焦）、茯苓、半夏（制）、六神曲（炒）、莱菔子（炒）、陈皮、麦芽（炒）、连翘。

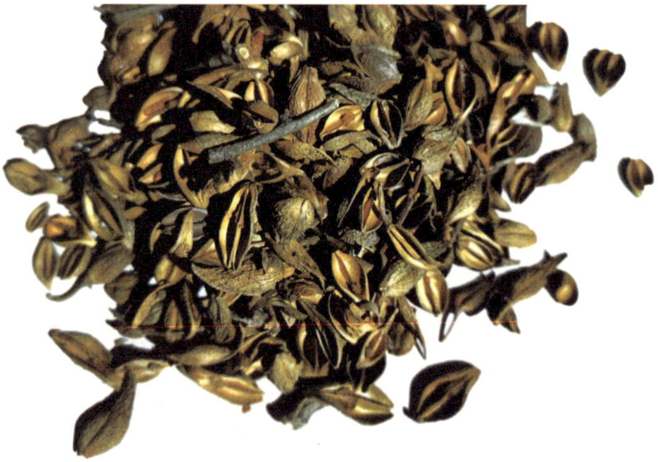

【功能主治】 消食，导滞，和胃。用于食积停滞，脘腹胀满，嗳腐吞酸，不欲饮食。

【辨舌象】 舌体胖大，苔白厚腻，舌边有齿痕。

【用法用量】 口服。一次 8 丸，一日 2 次；小儿酌减。

【主要成分】

半夏：性辛，温；有毒。归脾、胃、肺经。燥湿化痰，降逆止呕，消痞散结。用于痰多咳喘，痰饮眩悸，风痰眩晕，痰厥头痛，呕吐反胃，胸脘痞闷，梅核气；生用外治痈肿痰核。姜半夏多用于降逆止呕。

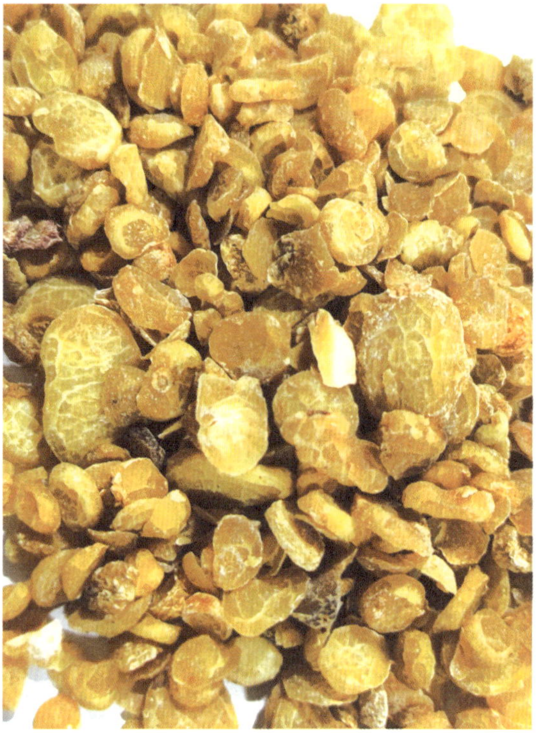

【注意事项】

禁忌：孕妇忌服。

（二十八）六神曲

【药品成分】 辣蓼、青蒿、杏仁等药加入面粉或麸皮混合后，经发酵而成的曲剂。

【功能主治】 健脾和胃，消食化积。主饮食停滞，消化不良，脘腹胀满，食欲不振，呕吐泻痢。

【辨舌象】 舌红少苔，苔薄白，舌下瘀斑。

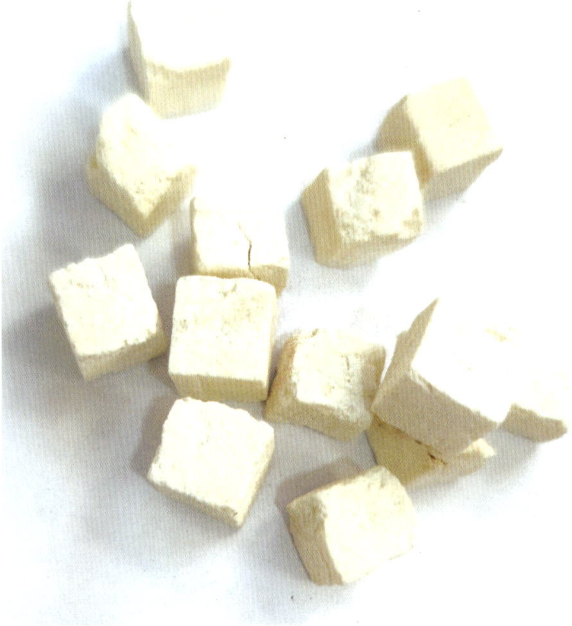

【注意事项】

1. 饮食宜清淡，忌酒及辛辣、生冷、油腻食物。

2. 不宜在服药期间同时服用滋补性中药。

3. 有高血压、心脏病、肝病、糖尿病、肾病等慢性病严重者应在医师指导下服用。

4. 儿童、孕妇、哺乳期妇女、年老体弱者应在医师指导下服用。

5. 服药 3 天症状无缓解，应去医院就诊。

6. 对本品过敏者禁用，过敏体质者慎用。

7. 本品性状发生改变时禁止使用。

8. 儿童必须在成人监护下使用。

9. 请将本品放在儿童不能接触的地方。

10. 如正在使用其他药品，使用本品前请咨询医师或药师。

（二十九）香砂六君丸

【药品成分】　木香、砂仁、党参、白术（炒）、茯苓、炙甘草、陈皮、半夏（制）、生姜、大枣。

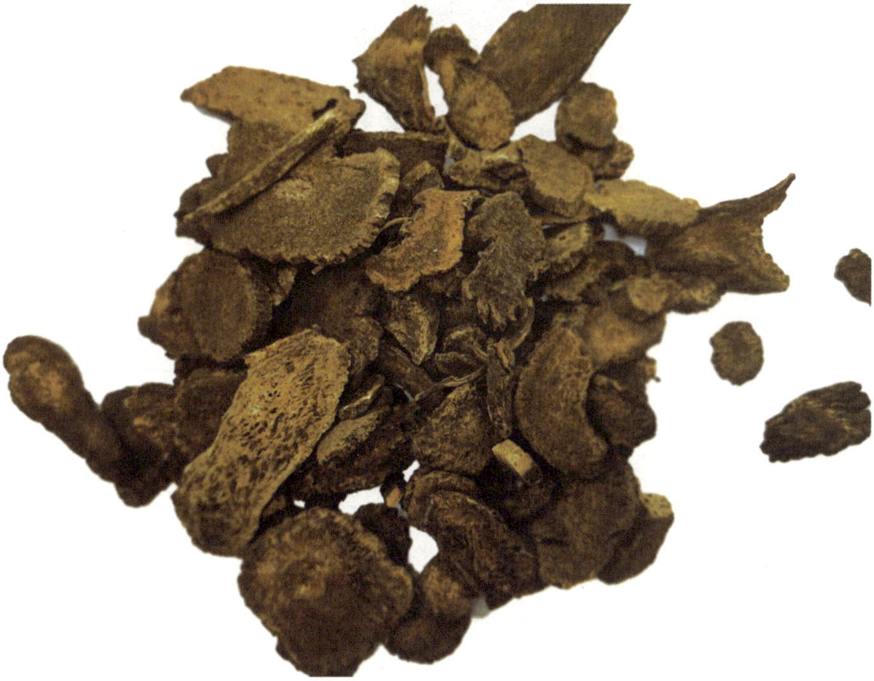

【功能主治】　益气健脾，和胃。用于脾虚气滞，消化不良，嗳气食少，脘腹胀满，大便溏泄。

【辨舌象】　舌质淡白，舌面光滑，苔薄白，舌边有齿痕。

【用法用量】　口服。一次 12 丸，一日 3 次。

【主要成分】

砂仁：性辛，温。归脾、胃、肾经。化湿开胃，温脾止泻，理气安胎。用于湿浊中阻，脘痞不饥，脾胃虚寒，呕吐泄泻，妊娠恶阻，胎动不安。

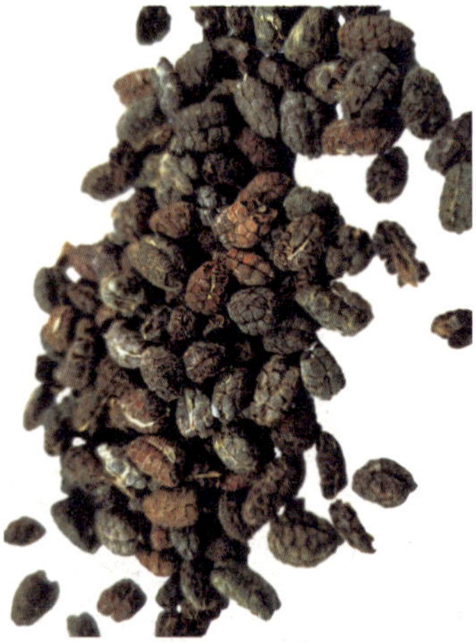

党参:性甘,平。归脾、肺经。

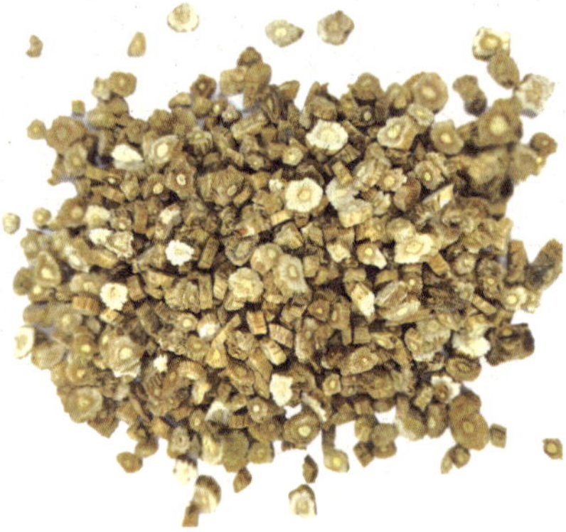

【注意事项】

1. 忌食生冷油腻、不宜消化食物。

2. 不适用于口干、舌少津、大便干者。

3. 不适用于急性胃肠炎,主要表现为恶心、呕吐,大便水泻频频,脘腹作痛。

4. 小儿用法用量,请咨询医师或药师。

5. 服药 3 天症状并无改善,或出现其他症状时,应立即停用并到医院诊治。

6. 对本品过敏者禁用,过敏体质者慎用。

7. 本品性状发生改变时禁止使用。

8. 儿童需在成人的监护下使用。

9. 请将本品放在儿童不能接触的地方。

10. 如正在使用其他药品，使用本品前请咨询医师或药师。

11. 孕妇忌服。

（三十）三九胃泰胶囊

【药品成分】　三叉苦、黄芩、九里香、两面针、木香、茯苓、白芍、地黄。辅料为叶绿素铜钠、滑石粉、羧甲基纤维素钠。

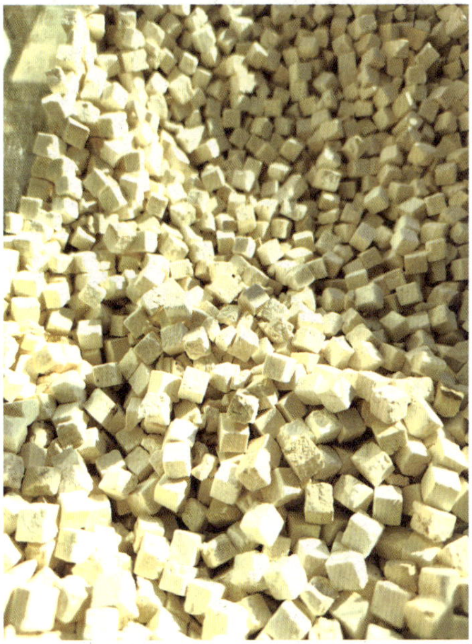

【功能主治】　清热燥湿，行气活血，柔肝止痛，消炎止痛，理气健胃。用于上腹隐痛，饱胀，反酸，恶心，呕吐，纳减，心口嘈杂。

【辨舌象】　舌质红、白腻苔，舌中有裂沟。

【用法用量】　口服。一次 2～4 粒，一日 2 次。

【主要成分】

三叉苦：性味苦，寒。清热解毒、散瘀止痛。防治流行性感冒、流行性脑脊髓膜炎、乙型脑炎、中暑，治感冒高热，扁桃体炎，咽喉炎，肺脓疡，肺炎，疟疾，风湿性关节炎，坐骨神经痛，腰腿痛，胃痛，黄疸型肝炎，断肠草（钩吻）中毒。外用治跌打扭伤，虫蛇咬伤，痈疖肿毒，外伤感染，湿疹，皮炎。

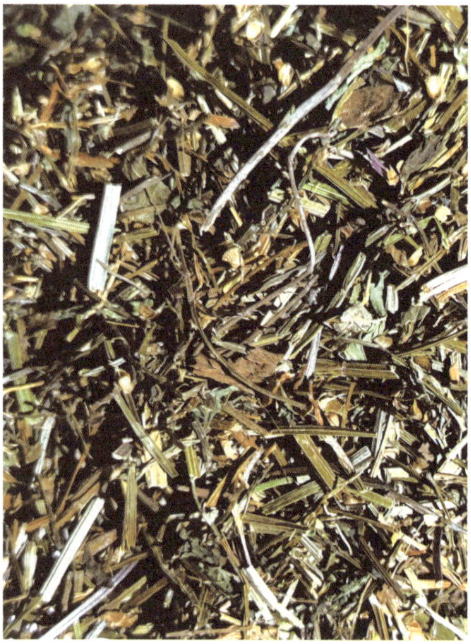

九里香：性辛、微苦，温；有小毒。

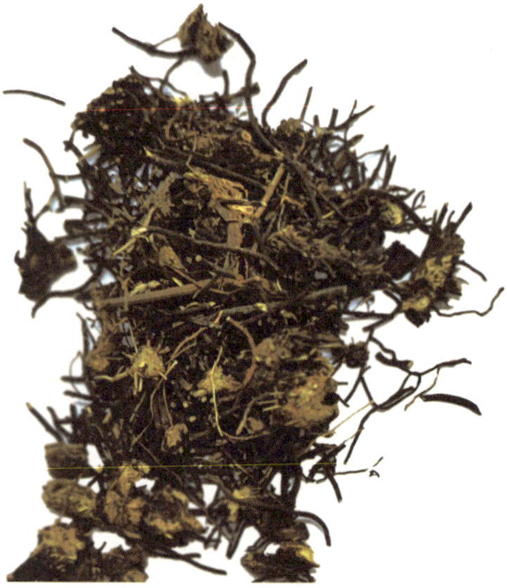

【注意事项】

1. 忌食辛辣刺激性食物。

2. 忌情绪激动或生闷气。

3. 浅表性、糜烂性、萎缩性等慢性胃炎应在医师指导下服用。

4. 孕妇慎用。

5. 慢性胃炎患者服药2周症状无改善，应立即停药并去医院就诊。

6. 按照用法用量服用，小儿、年老体弱者应在医师指导下服用。

7. 对本品过敏者禁用，过敏体质者慎用。

（三十一）丹佛胃尔康颗粒

【药品成分】 黄芪、白芍、党参、丹参、延胡索、茵陈、厚朴、佛手、柴胡、乌梅、鸡内金、三七、黄连。辅料为蔗糖和糊精。

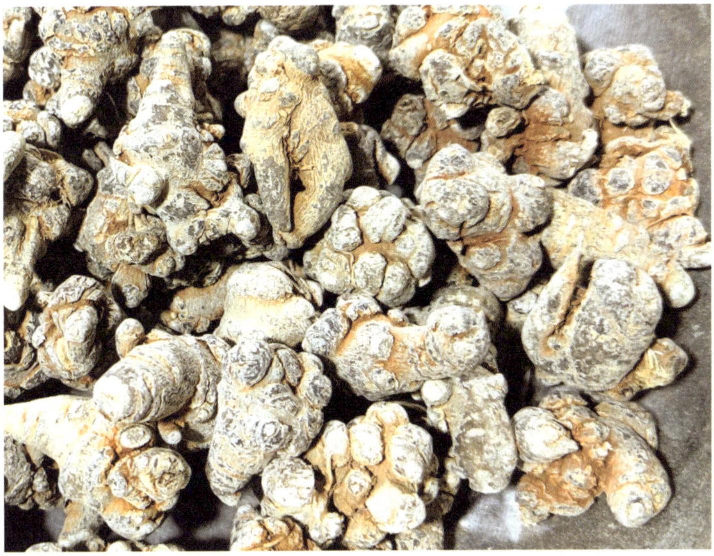

【功能主治】 健脾和胃。用于慢性浅表性胃炎之脾胃虚弱症引起的胃脘痛、食少纳呆、食后胀满等症状。

【辨舌象】 舌体胖大，舌苔白厚腻，舌边有齿痕。

【用法用量】 开水冲服。一次1袋,一日2~3次。

【主要成分】

黄芪:性甘,温。归肺、脾经。补气固表,利尿排毒,排脓,敛疮生肌。用于气虚乏力,食少便溏,中气下陷,久泻脱肛,便血崩漏,表虚自汗,气虚水肿,痈疽难溃,久溃不敛,血虚萎黄,内热消渴;慢性肾炎蛋白尿,糖尿病。

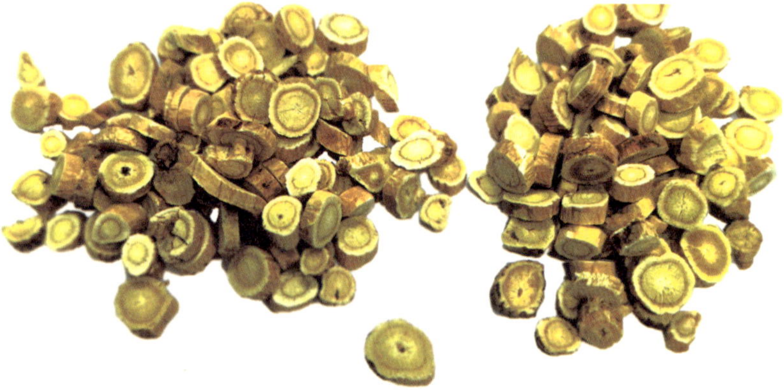

【注意事项】

1. 饮食宜清淡,忌食辛辣、生冷、油腻食物。

2. 忌情绪激动及生闷气。

3. 胃阴虚者不宜用,主要表现为口干欲饮、大便干结、小便短少。

4. 糖尿病患者及有高血压、心脏病、肝病、肾病等慢性病严重者应在医师指导下服用。

5. 服药3天症状无缓解,应去医院就诊。

6. 儿童、年老体弱者应在医师指导下服用。

7. 对本品过敏者禁用,过敏体质者慎用。

8. 本品性状发生改变时禁止使用。

9. 儿童必须在成人监护下使用。

（三十二）参梅养胃颗粒

【药品成分】 北沙参、山楂、乌梅、红花、莪术、土木香、蒲公英、丹参、甘草、白芍、当归。

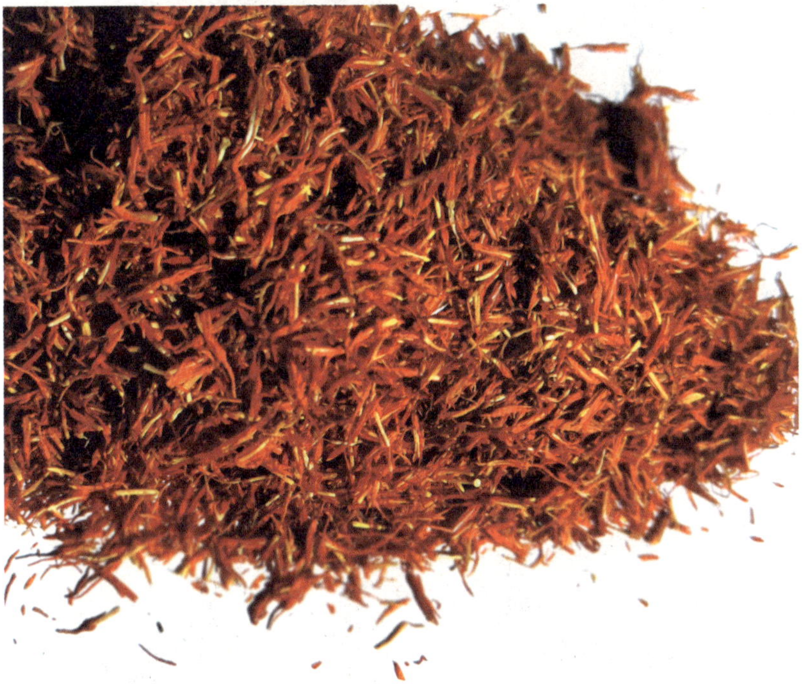

【功能主治】 具有养阴和胃的功效。用于胃痛灼热，嘈杂似饥，口咽干燥，大便干结；浅表性胃炎，胃阴不足型慢性胃炎及各种胃部不适症。

【辨舌象】 舌质红，舌苔厚腻，舌面裂纹。

【用法用量】 饭前温开水冲服。一次 16 g，一日 3～4 次或遵医嘱。

【主要成分】

北沙参：性甘、微苦，微寒。归肺、胃经。养阴清肺，益胃生津。用于肺热燥咳，劳嗽痰血，热病津伤口渴。

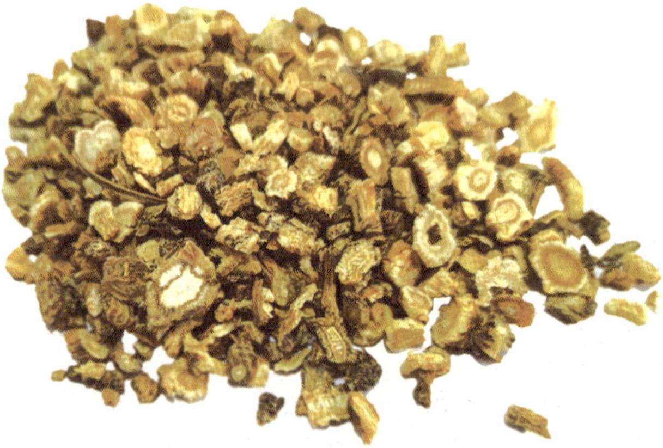

莪术：性辛、苦，温。归肝、脾经。行气破血，消积止痛。用于焊瘕痞块，瘀血经闭，食积胀痛；早期宫颈癌。

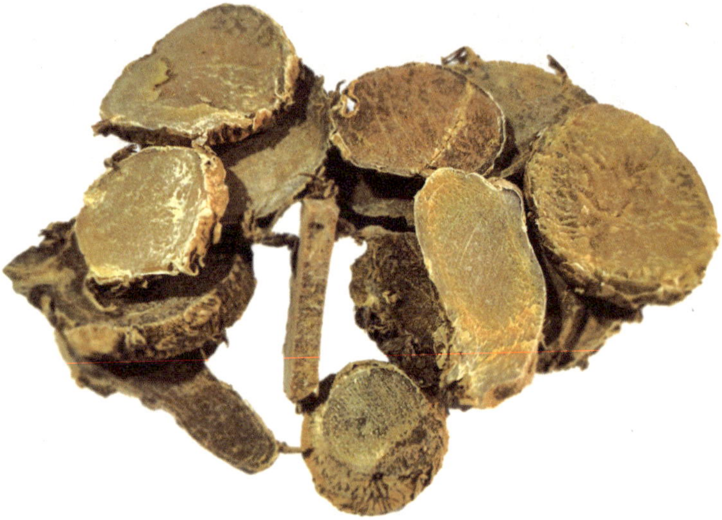

（三十三）胃舒宁片

【药品成分】 甘草、海螵蛸、白芍、白术、延胡索、党参。

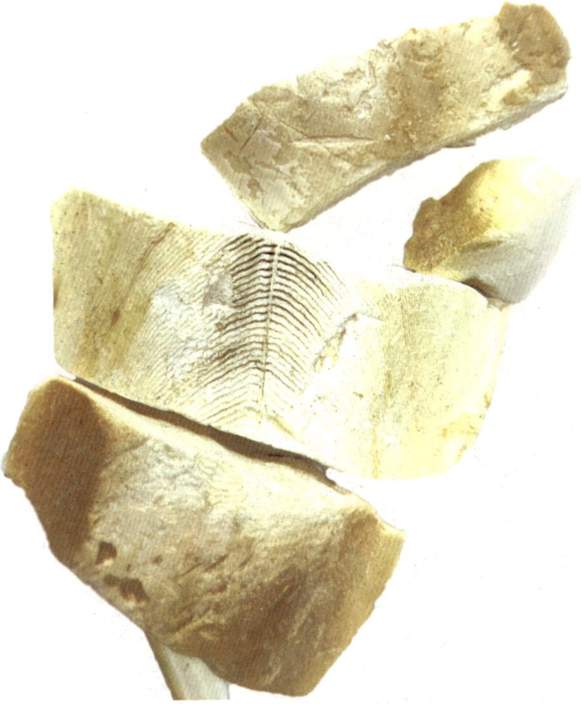

【功能主治】 镇痛，健胃，制酸，用于胃脘疼痛，胃酸过多，胃及十二指肠溃疡，慢性胃炎。

【辨舌象】 舌质红，舌苔黄厚腻，舌边有齿痕。

【用法用量】 口服。一次 3 片，一日 3 次。

【注意事项】

1. 饮食宜清淡，忌酒及辛辣、生冷、油腻食物。

2. 忌愤怒、忧郁，保持心情舒畅。

3. 有高血压、心脏病、肝病、糖尿病、肾病等慢性病严重者应在医师指导下服用。

4. 儿童、孕妇、哺乳期妇女、年老体弱者应在医师指导下服用。

(三十四)健胃消炎颗粒

【药品成分】 党参、茯苓、白术(麸炒)、白芍、丹参、赤芍、白及、大黄、木香、川楝子、乌梅、青黛。

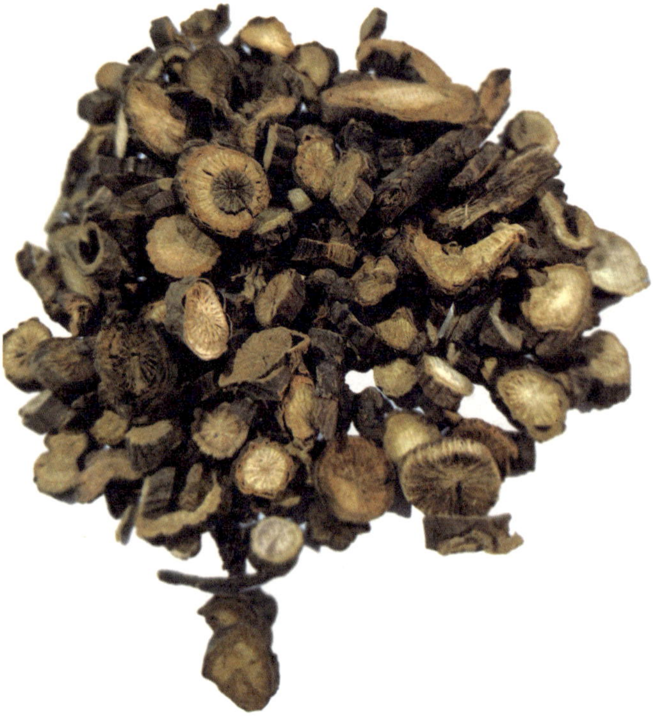

【功能主治】 健脾和胃,理气活血。用于脾胃不和所致的上腹疼痛、痞满纳差以及慢性浅表性胃炎见上述证候者。

【辨舌象】 舌质红、舌体胖大,舌苔白厚腻,舌边有齿痕。

【用法用量】 饭前开水冲服。一次 20 g,一日 3 次。

【药品成分】

丹参:性苦,微寒。归心、肝经。祛瘀止痛,活血通经,清心除烦。用于月经不调,经闭痛经,癥瘕积聚,胸腹刺痛,热痹疼痛,疮疡肿痛,心烦不眠;肝脾大,心绞痛。

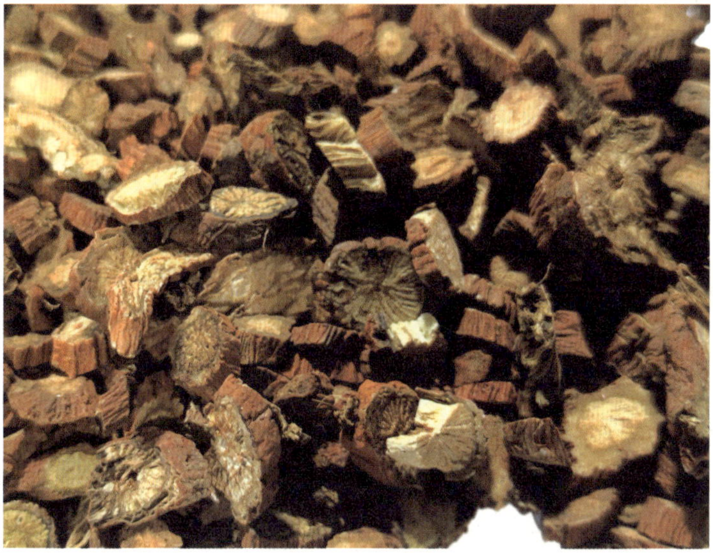

白及:性苦、甘、涩,微寒。归肺、肝、胃经。收敛止血,消肿生肌。用于咳血吐血,外伤出血,疮疡肿毒,皮肤皲裂;肺结核咳血,溃疡病出血。

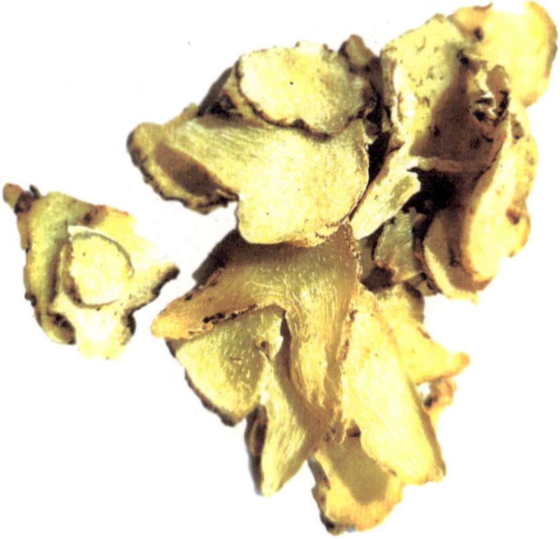

【注意事项】

1. 忌食生冷、油腻、不易消化食物。

2. 不适用于脾胃阴虚,主要表现为口干,舌红少津,大便干。

3. 小儿、老体弱及糖尿病患者,应在医师指导下服用。

4. 对本品过敏者禁用,过敏体质者慎用。

5. 本品性状发生改变时禁止使用。

6. 禁忌:孕妇禁用。

(三十五)补脾益肠丸

【药品成分】 黄芪、党参(米炒)、砂仁、白芍、当归(土炒)、白术(土炒)、肉桂、醋延胡索、荔枝核、炮姜、炙甘草、防风、木香、盐补骨脂、煅赤石脂。辅料为聚丙烯酸树脂Ⅱ、炼蜜、滑石粉、蓖麻油、乙醇、淀粉、药用炭、虫白蜡。

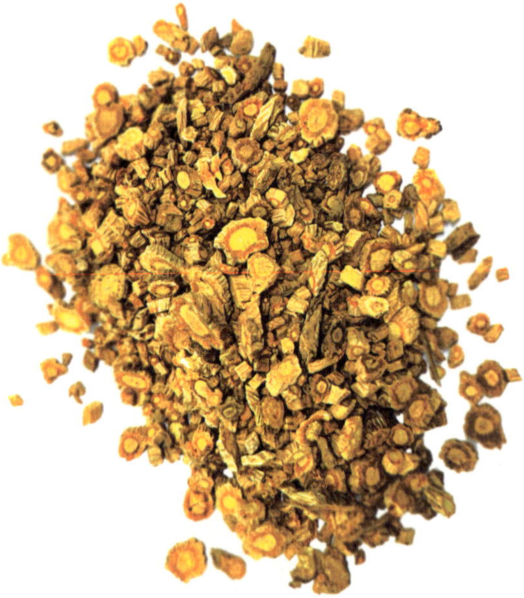

【功能主治】 补中益气,健脾和胃,涩肠止泻。用于脾虚泄泻证,临床表现为腹泻腹痛、腹胀、肠鸣。

【辨舌象】　舌体胖大，苔薄白、滑腻，舌边有齿痕。

【用法用量】　口服。一次 6 g，一日 3 次。

【注意事项】

1. 服药期间忌食生冷、辛辣、油腻之物。

2. 感冒发热者慎用。

3. 服药 3 天症状未改善，或症状加重，或出现新的症状者，应立即停药并去医院就诊。

4. 有慢性结肠炎、溃疡性结肠炎便脓血等慢性病史者，患者泄泻后应在医师指导下使用。

5. 小儿用法用量请咨询医师或药师。

6. 对本品过敏者禁用，过敏体质者慎用。

7. 本品性状发生改变时禁止使用。

8. 儿童必须在成人监护下使用。

9. 请将本品放在儿童不能接触的地方。

10. 如正在使用其他药品，使用本品前请咨询医师或药师。

（三十六）归脾丸

【药品成分】　党参、黄芪、白术、茯苓、龙眼肉、远志、当归、木香、炙甘草、酸枣仁、大枣、生姜。

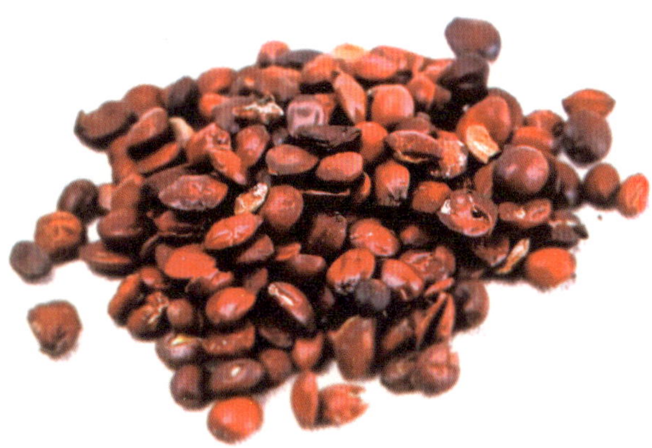

【功能主治】 益气健脾，养血安神。用于心脾两虚和脾不统血所致心悸怔忡，失眠健忘，面色萎黄，头昏头晕，肢倦乏力，食欲缺乏，崩漏便血。

【辨舌象】 舌尖色淡，舌苔淡白，舌边有齿痕，舌体瘦小。

【用法用量】 口服，用温开水或生姜汤送服。水蜜丸每次6 g，小蜜丸每次9 g，大蜜丸每次1丸，每日3次。

注：方中黄芪、党参补脾益气，使气旺血生，为君药。辅以当归、龙眼肉养血补心为臣药；白术、炙甘草补脾益气，助参芪补脾以资生化之源为臣药。佐以酸枣仁、茯苓、远志养血宁心安神；木香理气醒脾，使之补而不滞；生姜大枣调和脾胃，以助生化。使以炙甘草调和诸药。诸药相配，以奏益气补血、健脾养心之功。

【注意事项】

1. 忌不易消化食物。

2. 感冒发热患者不宜服用。

3. 有高血压、心脏病、肝病、糖尿病、肾病等慢性病患者应在医师指导下服用。

4. 有口渴、尿黄、便秘等内热表现者不宜服用。

5. 儿童、孕妇、哺乳期妇女应在医师指导下服用。

6. 服药4周症状无缓解，应去医院就诊。

7. 服药期间如症状加重或出现其他不适应到医院就诊。

8. 对本品过敏者禁用，过敏体质者慎用。

9. 有痰湿、瘀血、外邪者，或热邪内伏、阴虚脉数者忌用。

10. 忌生冷食物；忌思虑过度及过劳。

（三十七）参苓白术散

【药品成分】 人参、茯苓、白术（炒）、山药、白扁豆（炒）、莲子、薏苡仁（炒）、砂仁、桔梗、甘草。

【功能主治】 补脾胃，益肺气。用于脾胃虚弱，食少便溏，气短咳嗽，肢倦乏力。

【辨舌象】　舌质红，舌体胖大，舌苔淡薄，边有齿痕

【用法用量】　口服。一次 6～9 g，一日 2～3 次。

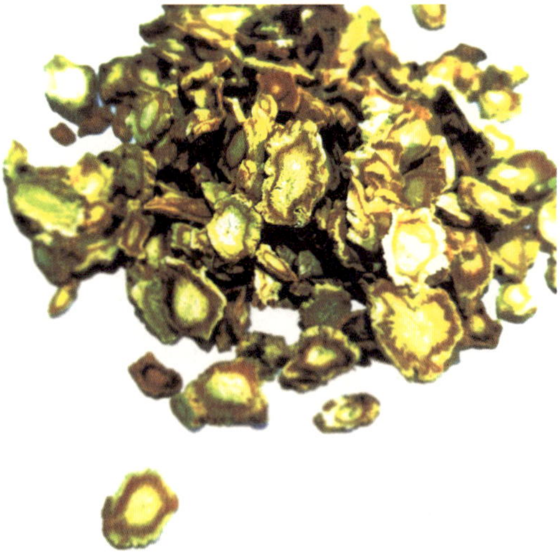

【注意事项】

1. 忌不易消化食物。

2. 感冒发热患者不宜服用。

3. 有高血压、心脏病、肝病、糖尿病、肾病等慢性病严重者应在医师指导下服用。

4. 儿童、孕妇、哺乳期妇女应在医师指导下服用。

5. 服药 4 周症状无缓解，应去医院就诊。

6. 对本品过敏者禁用，过敏体质者慎用。

7. 本品性状发生改变时禁止使用。

8. 儿童必须在成人监护下使用。

9. 请将本品放在儿童不能接触的地方。

六　通便的中成药

（一）魔芋麦纤粉固体饮料

【药品成分】　魔芋精粉、小麦纤维、苹果粉、低聚木糖、聚葡萄糖、果胶。

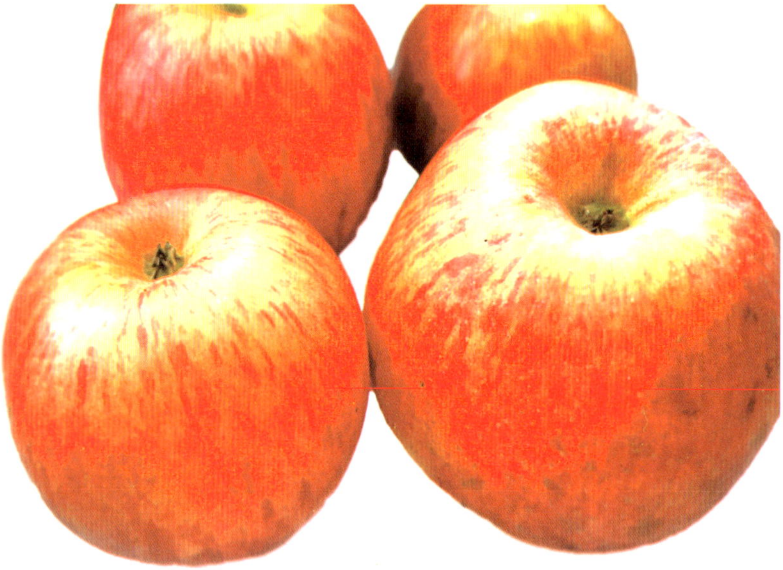

【功能主治】　减肥瘦身、清肠通便、降血脂、降血糖、排毒养颜。

【辨舌象】　舌体胖大，舌苔薄白，舌边有齿痕。

【用法用量】 将300 mL左右的温开水置于杯中,然后取本品1袋(18 g),边倒入杯中边迅速搅拌,调匀,即可饮用。用于润肠通便,晚上睡觉前1小时,用300 mL温开水,加本品1袋(18 g),调匀,饮用;用于控制体重,餐前,用300 mL温开水,加本品1袋(18 g),调匀,饮用,可减少主食用量。

【主要成分】

魔芋:为天南星科魔芋属多年生草本植物魔芋的块茎,味辛,性寒,有毒;归胃、肺经。具有行瘀消肿、解毒抗癌的功效。对咳嗽、积滞、疟疾、经闭、消渴、跌打损伤、痈肿等症,食疗对康复有益。

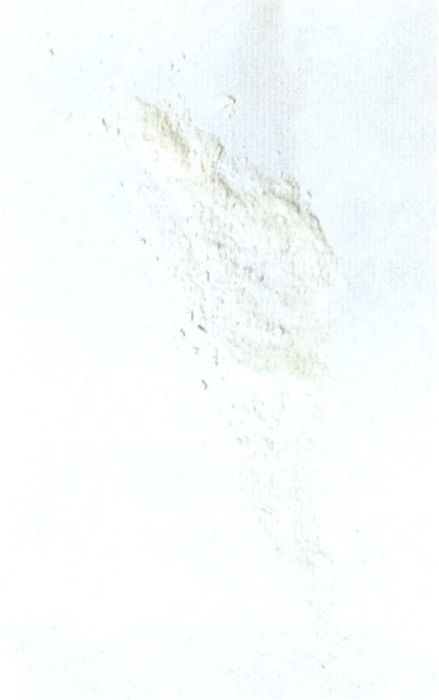

【注意事项】

脾胃虚寒者(舌象表现为舌质淡白,舌苔水滑,舌面有裂痕,舌周齿痕)慎用。

(二)四磨汤口服液

【药品成分】 木香、枳壳、乌药、槟榔。

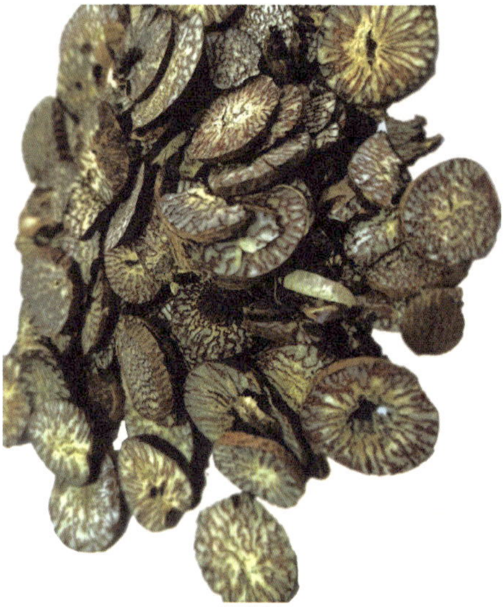

【功能主治】 此药适于久病卧床者或以腹胀较重者,泻下力量缓和,可用于体虚患者。

【辨舌象】 舌质淡红,舌体胖大,舌苔白滑腻。

【用法用量】 每次 2 支,每日 3 次。疗程 1 周。

【主要成分】

木香:为菊科植物木香的根。味辛;苦;性温。具有行气止痛、健脾消食之功效。用于胸脘胀痛、泻痢后重、食积不消、不思饮食;中气不省;突发耳聋;蛇虫咬伤;牙痛。

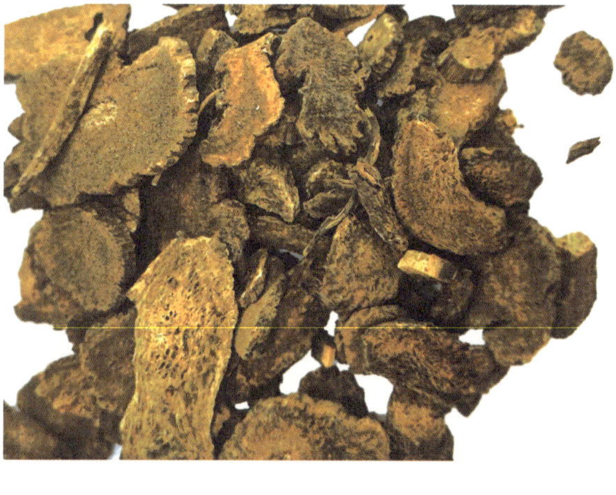

功效：①脾胃气滞之脘腹胀满或疼痛，嗳气，恶心呕吐。②湿浊中阻之胸闷腹胀，纳呆便溏。③痰湿壅肺之咳嗽气喘。④邪气，辟毒疫温鬼，强志，主淋露。久服不梦寤魇寐(《本经》)。⑤消毒，杀鬼精物，温疟蛊毒，气劣气不足，肌中偏寒，引药之精。

槟榔：为棕榈科植物槟榔的干燥成熟种子。味苦、辛，性温。归胃、大肠经。具有杀虫，消积，行气，利水，截疟之功效。用于绦虫病、蛔虫病、姜片虫病，虫积腹痛，积滞泻痢，里急后重，水肿脚气，疟疾。

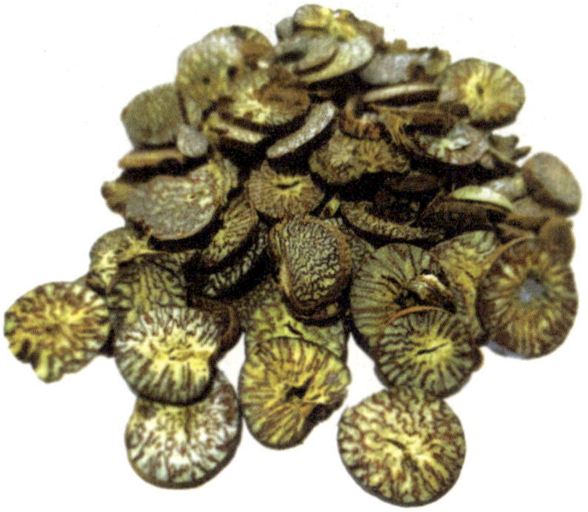

【注意事项】

1. 孕妇禁用。

2. 肠梗阻、肠道肿瘤、消化道术后禁用。

【相关阅读】

1.《本草纲目》："除一切风、一切气，宣利脏腑。"

2.《别录》："消谷逐水，除痰，杀三虫，伏尸，疗寸白。"

(三)木香槟榔丸

【药品成分】　木香、槟榔、枳壳(炒)、陈皮、青皮(醋炒)、香附(醋制)、三棱(醋炙)、莪术(醋炙)、黄连、黄柏(酒炒)、大黄、牵牛子(炒)、芒硝。

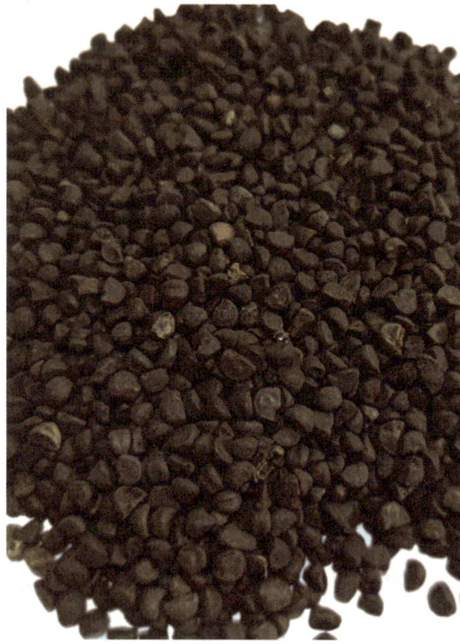

【功能主治】 行气导滞，泻热通便。本品用于湿热内停，赤白痢疾，里急后重，胃肠积滞，脘腹胀痛，大便不通。

【辨舌象】 舌体胖大，舌色红，舌苔白腻滑，舌边有齿痕。

【用法用量】 口服。一次半袋(3 g) ~1 袋(6 g)，一日 2 ~3 次。

【注意事项】

1. 寒湿内蕴胃痛、痢疾及冷积便秘者慎用。
2. 年老体弱及脾胃虚弱者慎用。
3. 忌食辛辣油腻、酸性及不易消化食物。

(四)防风通圣丸

【药品成分】 麻黄、荆芥穗、防风、薄荷、大黄、芒硝、滑石、栀子、石膏、黄芩、连翘、桔梗、当归、白芍、川芎、白术(炒)、甘草。

【功能主治】 解表通里，清热解毒。外寒内热，表里俱实，恶寒壮热，头痛咽干，小便短赤，大便秘结，瘰疬初起，风疹湿疮。

【辨舌象】 舌质红，舌苔黄腻。

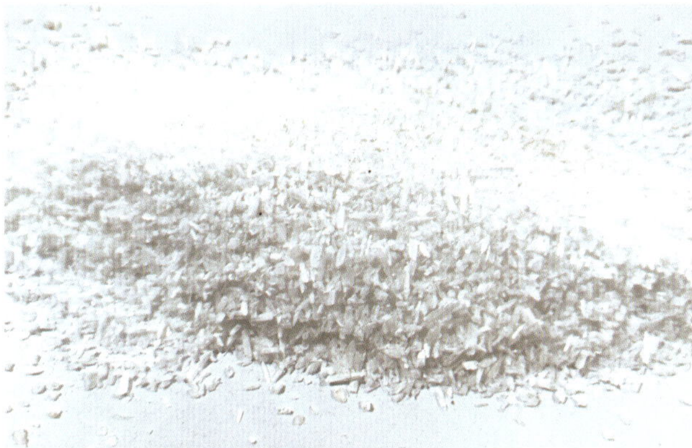

【用法用量】　口服。水丸一次 6 g，一日 2 次；浓缩丸一次 8 丸，一日 2 次。

【主要成分】

麻黄：生用，常与发汗解表；蜜麻黄，蜜制，发汗力减弱，长于润肺平喘。性辛，微苦，温。归肺、膀胱经。具有发汗解表、宣肺平喘、利水消肿的功效。

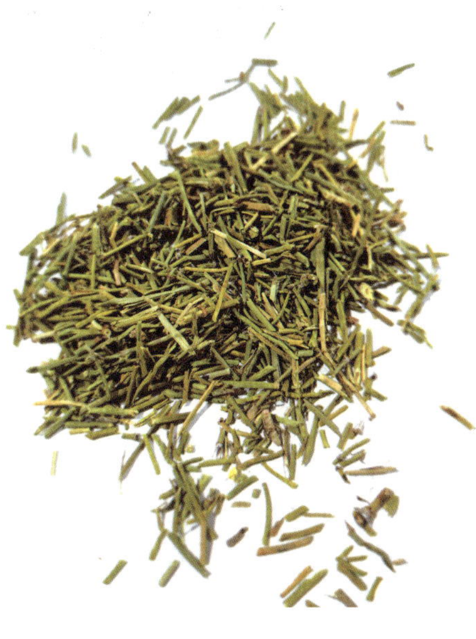

【注意事项】

1. 孕妇及虚寒证者慎用。

2. 服药期间,忌烟酒及辛辣、生冷、油腻食物。

(五)麻仁润肠丸

【药品成分】 火麻仁、苦杏仁(去皮炒)、大黄、木香、陈皮、白芍。

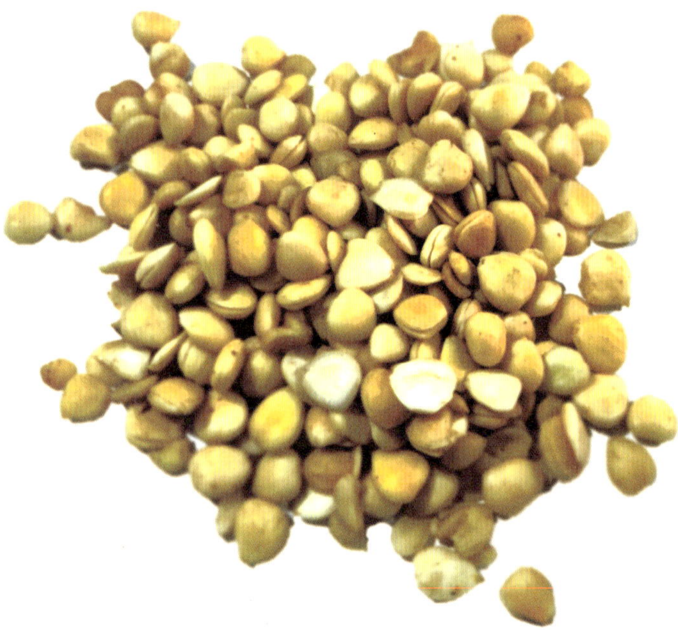

【功能主治】 润肠通便。用于肠胃积热,胸腹胀满,大便秘结。

【辨舌象】 舌苔厚黄,舌质暗红。

【用法用量】 口服。一次1~2丸,一日2次。

【主要成分】

火麻仁:干燥成熟种子入药。性味甘,性平;归脾、胃、大肠经。功效为润肠通便。

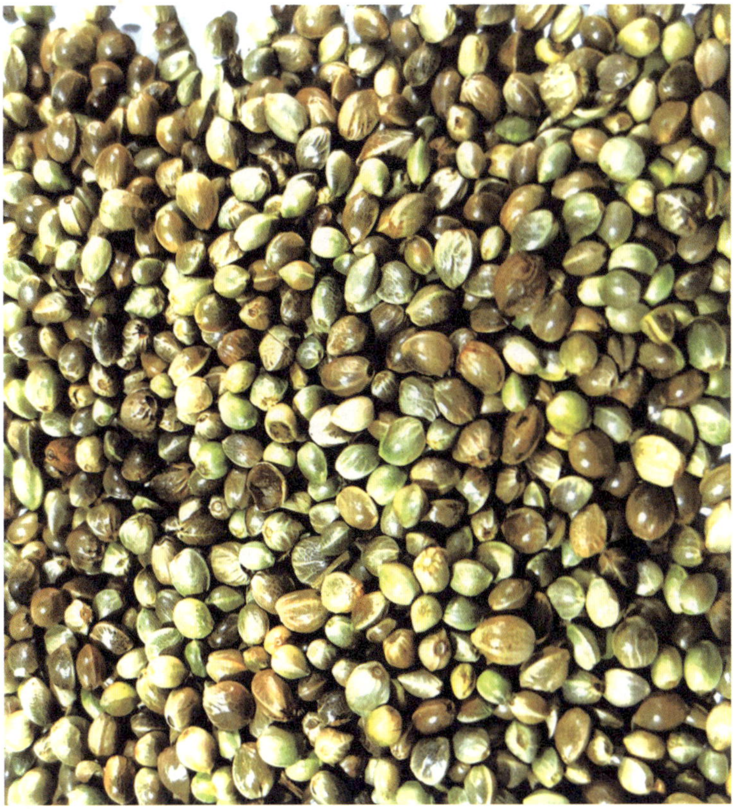

【注意事项】

1. 孕妇忌用。

2. 严格按用法用量服用,本品不宜长期服用。

(六)便通胶囊

【药品成分】 白术(炒)、肉苁蓉、当归、桑葚、枳实、芦荟。辅料为淀粉。

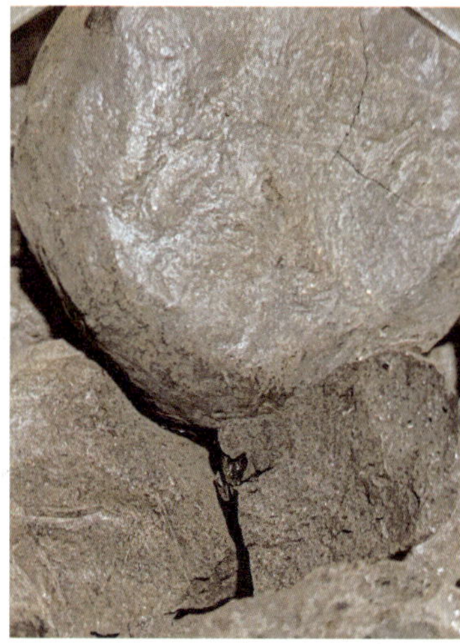

【功能主治】 健脾益肾，润肠通便。用于脾肾不足，肠腑气滞所致的便秘。症见：大便秘结或排便乏力，神疲气短，头晕目眩，腰膝酸软等；原发性习惯性便秘、肛周疾患所引起的便秘见以上证候者。

【辨舌象】 舌质滑嫩，舌体胖，舌苔白腻，舌边有齿痕。

【用法用量】 口服。一次3粒，一日2次。

【主要成分】

桑葚：性甘，寒。归心、肝、肾经。具有滋阴补血、补肝益肾、生津止渴、乌发明目之功效。

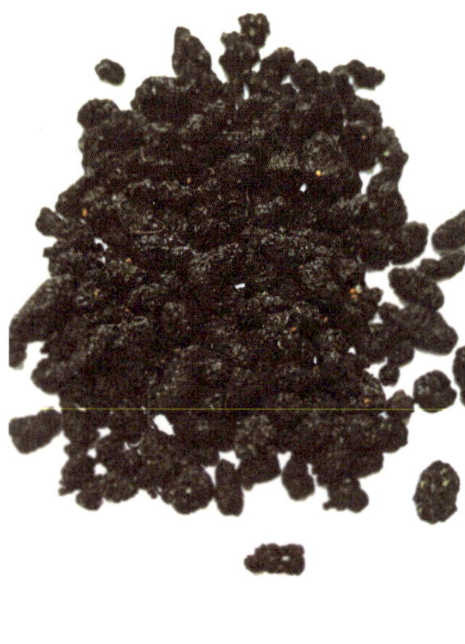

【注意事项】

1. 忌食辛辣刺激性食物。

2. 不宜在服药期间同时服用温补性中成药。

3. 心脏病、肝病、糖尿病、肾病等慢性病严重者应在医师指导下服用。

(七)苁蓉通便口服液

【药品成分】　蜂蜜、何首乌、肉苁蓉、枳实。

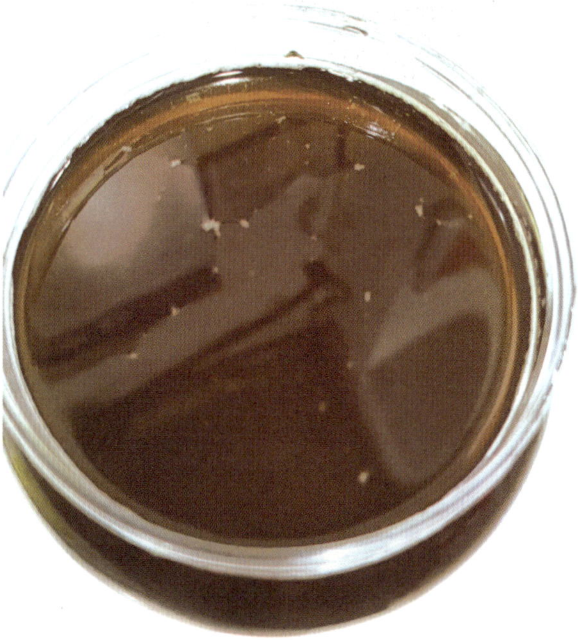

【功能主治】　润肠通便。本品用于老年便秘,产后便秘。

【辨舌象】　舌质滑嫩,舌体胖大,舌苔薄白,舌边有齿痕。

【用法用量】　口服。一次 1～2 支(10～20 mL),一日 1 次。

【主要成分】

肉苁蓉:性甘、咸,温。归肾、大肠经。具有补肾阳,益精血,润肠通便之功效。

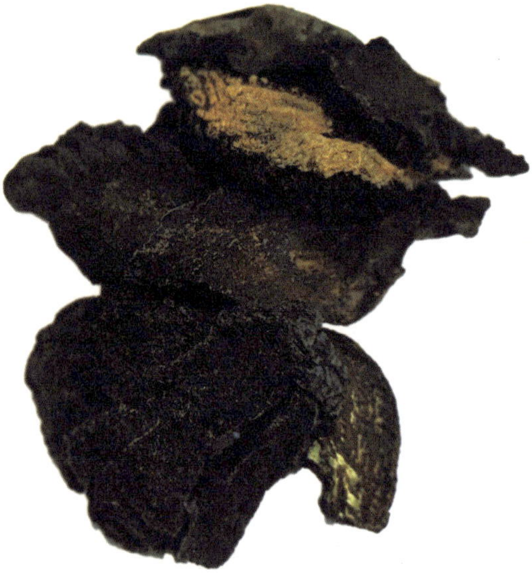

【注意事项】

1. 孕妇慎用。

2. 年轻体壮者便秘时不宜用本药。

3. 服用本药出现大便稀溏时应立即停服。

4. 服药 3 天后症状未改善,或出现其他症状时,应及时去医院就诊。

5. 本药久贮后可能会出现少量振摇即散的沉淀,可摇匀后服用,不影响疗效。

6. 对本品过敏者禁用,过敏体质者慎用。

7. 本品性状发生改变时禁止使用。

8. 儿童必须在成人监护下使用。

9. 请将本品放在儿童不能接触的地方。

10. 如正在使用其他药品,使用本品前请咨询医师或药师。

（八）芪蓉润肠口服液

【药品成分】 黄芪（炙）、肉苁蓉、白术、太子参、地黄、玄参、麦冬、当归、黄精（制）、桑葚、黑芝麻、火麻仁、郁李仁、枳壳（麸炒）、蜂蜜。

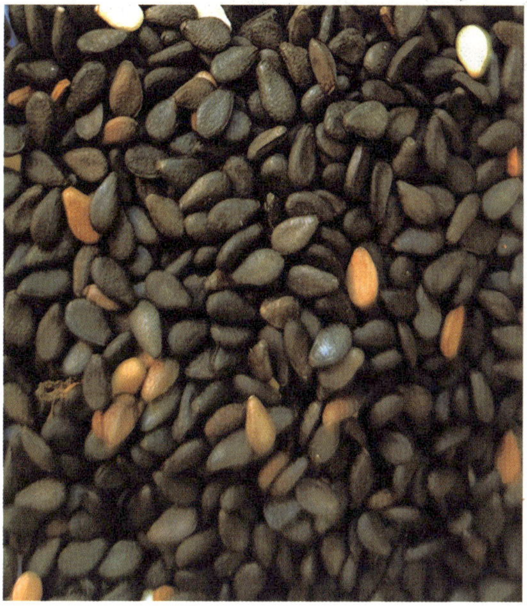

【功能主治】 益气养阴，健脾滋肾，润肠通便。用于气阴两虚，脾肾不足，大肠失于濡润而致的虚症便秘。

【辨舌象】 舌质淡红、滑嫩，舌苔白腻。

【用法用量】 口服。一次 20 mL（1 支），一日 3 次，或遵医嘱。

【主要成分】

火麻仁：为桑科植物大麻的干燥成熟果实。味甘，性平。归脾、胃、大肠经。具有润燥、滑肠、通淋、活血之功效。用于肠燥便秘，消渴，热淋，风痹，痢疾，月经不调，疥疮，癣癞。

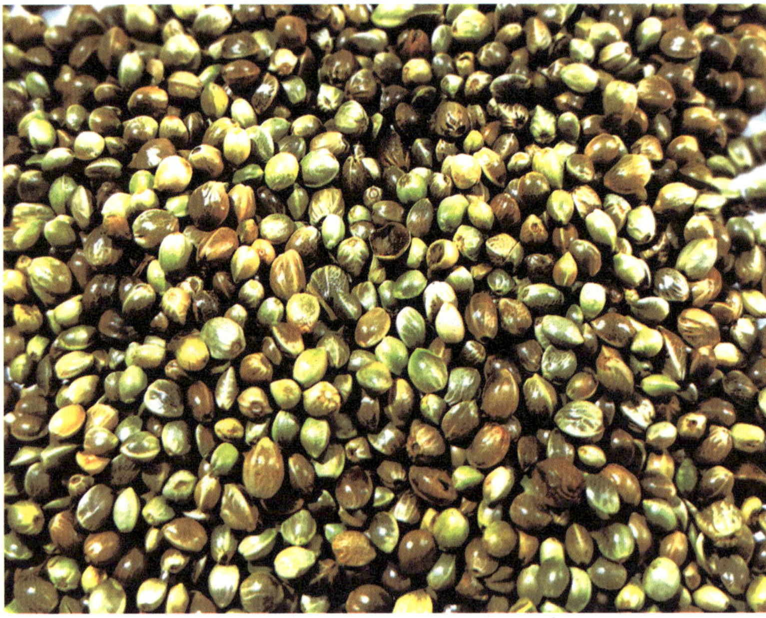

【注意事项】

1. 实热病禁用。

2. 感冒发热时停服。

3. 孕妇慎用。

【相关阅读】

1.《药性论》:"治大肠风热结湿及热淋。"

2.《食疗本草》:"取汁煮粥,去五脏风、润肺。治关节不通、发落,通血脉。"

3.《本草拾遗》:"下气,利小便,去风痹皮顽,炒令香捣碎,小便浸取汁服;妇人倒产吞二七枚。"

4.《日华子本草》:"补虚劳,长肌肉,下乳,止消渴,催生。治横逆产。"

(九)便通片

【药品成分】 白术(炒)、肉苁蓉、当归、桑葚、枳实、芦荟。

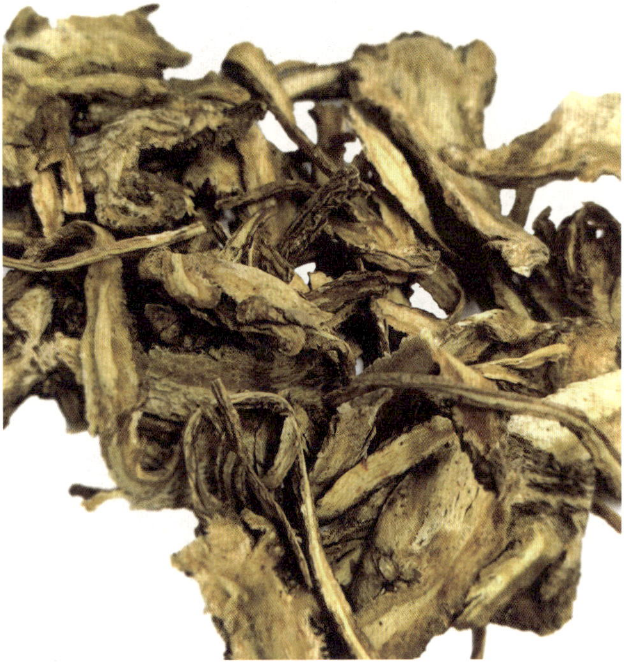

【功能主治】　健脾益肾，润肠通便。用于脾肾不足，肠腑气滞所致的虚秘。症见：大便秘结或排便乏力，神疲气短，头晕目眩，腰膝酸软等，以及原发性习惯性便秘、肛周疾患所引起的便秘见以上证候者。

【辨舌象】　舌质滑嫩，舌体胖，舌苔白腻，舌边有齿痕。

【用法用量】　常规用药口服。一次3片，一天2次。未成年人建议用量：12～18岁，一次2片，一天2次。6～12岁，一次1片，一天2次。

【主要成分】

炒白术：味苦、甘，性温。归脾、胃经。具有健脾益气、燥湿利水、止汗、安胎的功效。用于脾虚食少，腹胀泄泻，痰饮眩悸，水肿，自汗，胎动不安。

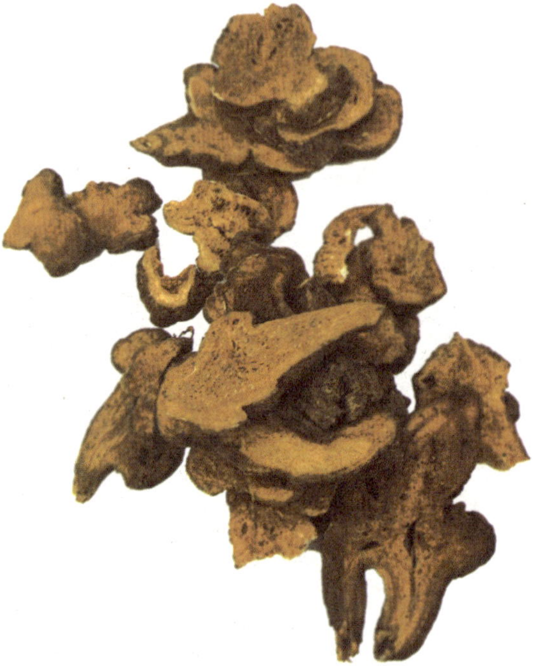

芦荟：为百合科植物库拉索芦荟、斑纹芦荟、好望角芦荟的叶汁经浓缩的干燥品。味苦，性寒。归肝、大肠经。具有泻下、清肝、杀虫的功效。用于热结便秘，肝火头痛，目赤惊风，虫积腹痛，疥癣，痔瘘。

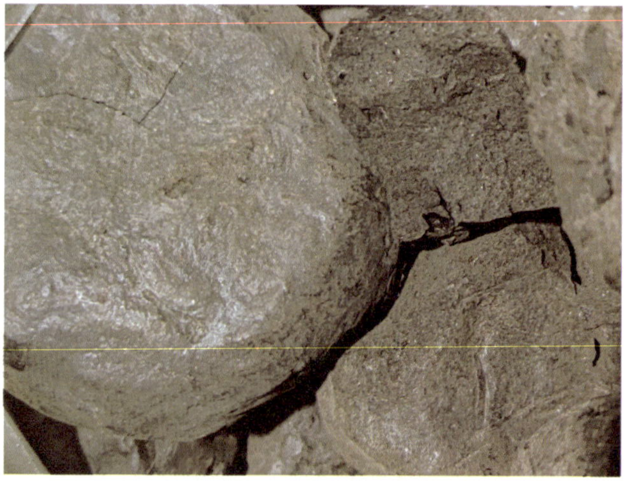

【注意事项】

1. 忌食辛辣刺激性食物。

2. 不宜在服药期间同时服用温补性中成药。

3. 心脏病、肝病、糖尿病、肾病等慢性病严重者应在医师指导下服用。

4. 肛周疾患应注意治疗原发疾病。

5. 孕妇忌用。

（十）通便灵胶囊

【药品成分】　番泻叶、当归、肉苁蓉。

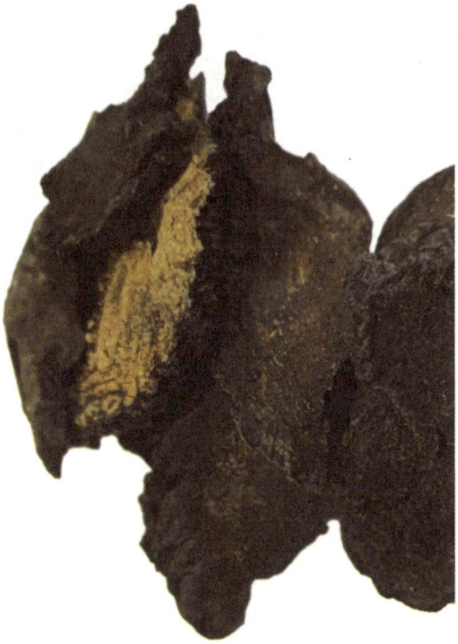

【功能主治】　泻热导滞，润肠通便。用于热结便秘，长期卧床便秘，一时性腹胀便秘，老年习惯性便秘。

【辨舌象】　舌质淡红，舌苔黄腻。

【用法用量】　口服。一次5～6粒，一日1次。

【主要成分】

番泻叶：本品为豆科植物狭叶番泻或尖叶番泻的小叶。味甘、苦，性寒。归大肠经。具有泻热导滞的功效。治热结便秘，积滞腹胀。

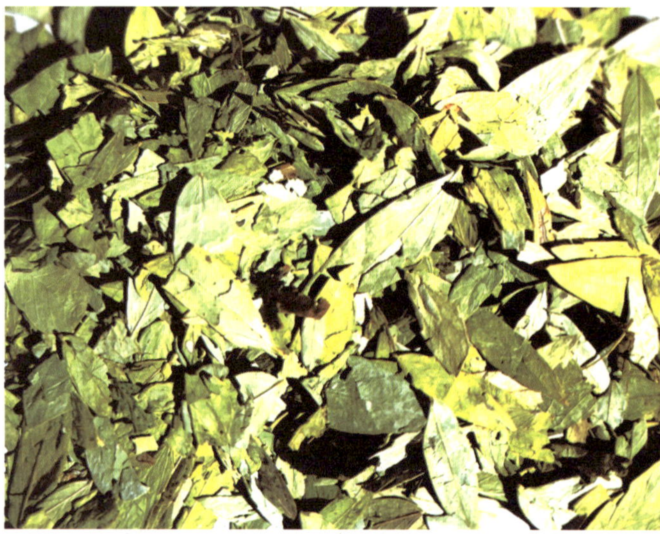

【注意事项】

1. 服药期间忌食生冷、辛辣、油腻之物。

2. 服药后症状无改善，或症状加重，或出现新的症状者，应立即停药并到医院就诊。

3. 小儿及年老体弱者，应在医师指导下服用。

4. 对本品过敏者禁用，过敏体质者慎用。

5. 本品性状发生改变时禁止使用。

6. 儿童必须在成人监护下使用。

7. 请将本品放在儿童不能接触的地方。

8. 如正在使用其他药品，使用本品前请咨询医师或药师。

9. 禁忌：孕妇忌服。

【相关阅读】

1.《饮片新参》："泄热，利肠府，通大便。"

2.《现代实用中药》："治食物积滞，胸腹胀满，便秘不通。"

（十一）清肠通便胶囊

【药品成分】　洗碗叶、地蜈蚣（多羽节肢蕨）、钩藤、马蹄香、草果。

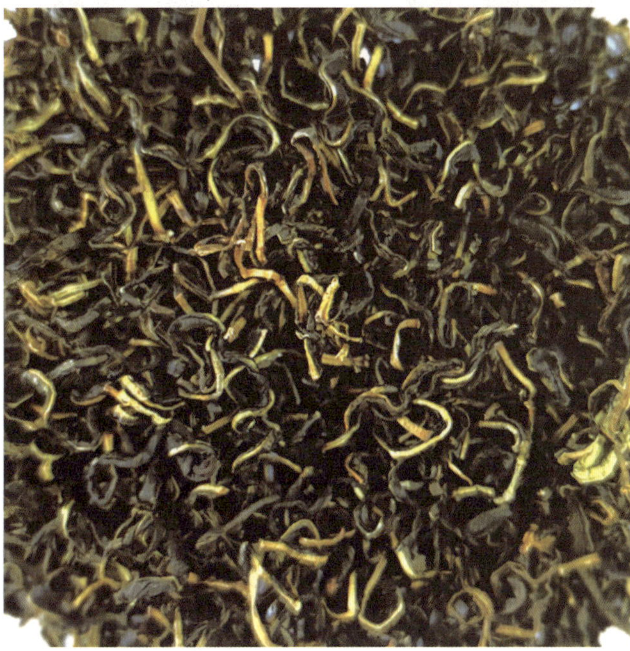

【功能主治】　清热通便，行气止痛。用于热结气滞所致的大便秘结。

【辨舌象】　舌质红燥绛，舌苔黄厚腻。

【用法用量】　口服。一次 2～4 粒，一日 2～3 次。

【主要成分】

草果：为姜科植物草果的干燥成熟果实。味辛，性温。归脾、胃经。具有燥湿温中，截疟除痰的功效。用于寒湿内阻，脘腹胀痛，痞满呕吐，疟疾寒热，瘟疫发热。

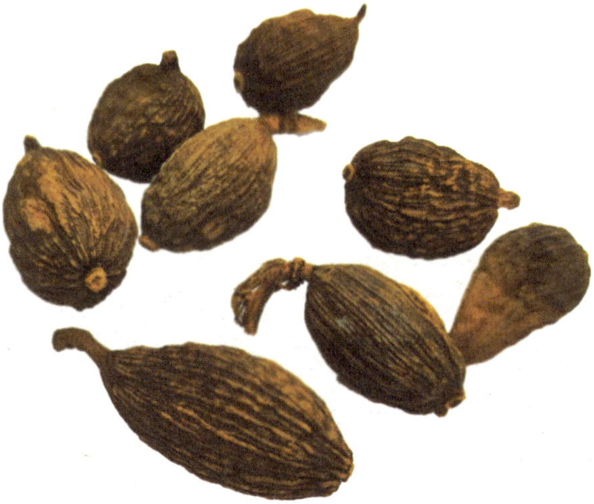

【注意事项】

1. 饮食宜清淡，忌烟、酒及辛辣、生冷、油腻食物。

2. 不宜在服药期间同时服用滋补性中药。

3. 有高血压、心脏病、糖尿病、肝病、肾病等慢性病严重者应在医师指导下服用。

4. 本品不宜长期服用，服药3天症状无缓解，应去医院就诊。

5. 严格按用法用量服用，儿童、年老体弱者应在医师指导下服用。

6. 对本品过敏者禁用，过敏体质者慎用。

7. 本品性状发生改变时禁止使用。

8. 儿童必须在成人监护下使用。

9. 请将本品放在儿童不能接触的地方。

10. 不良反应：个别患者偶有腹胀、腹痛

11. 孕妇禁用。

（十二）五仁润肠丸

【药品成分】　柏子仁、陈皮、大黄、当归、地黄、火麻仁、肉苁蓉、松子仁、桃仁、郁李仁。

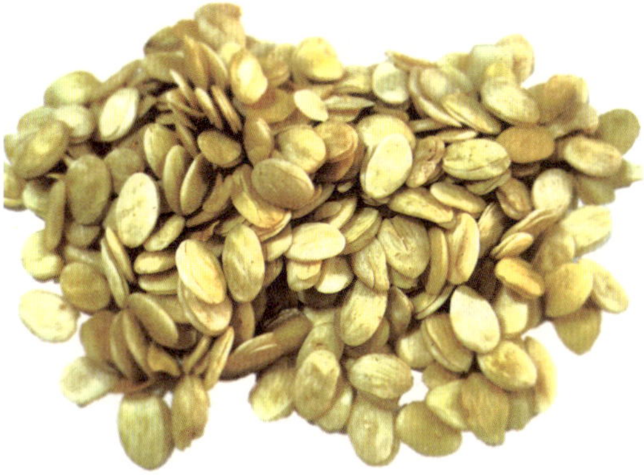

【功能主治】 润肠通便。用于老年体弱便秘。

【辨舌象】 舌质红绛，舌体光滑，苔薄黄腻。

【用法用量】 口服。一次1丸，一日2次。

【主要成分】

郁李仁：为蔷薇科植物郁李、欧李、榆叶梅、长梗扁桃等的种仁。味辛、苦、甘，性平。归脾、大肠、小肠经。具有润燥滑肠、下气行滞、利水消肿的功效。用于津枯肠燥、食积气滞、腹胀便秘、水肿、脚气、小便不利。

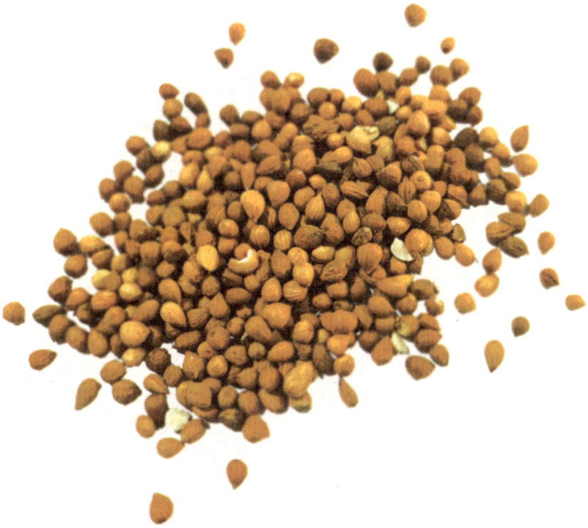

【注意事项】

1. 忌食生冷、油腻、辛辣食物。

2. 年轻体壮者便秘时不宜用本药。

3. 大便干燥如羊屎，难排出者，在医师指导下，可增加药量，一次服 2 丸，一日服 3 次。

4. 服用本药出现大便稀溏时应立即停服。

5. 服药 3 天后症状未改善，或出现其他症状时，应及时去医院就诊。

6. 对本品过敏者禁用，过敏体质者慎用。

7. 本品性状发生改变时禁止使用。

8. 孕妇忌服。

（十三）山楂化滞丸

【药品成分】 山楂、麦芽、六神曲、槟榔、莱菔子、牵牛子。

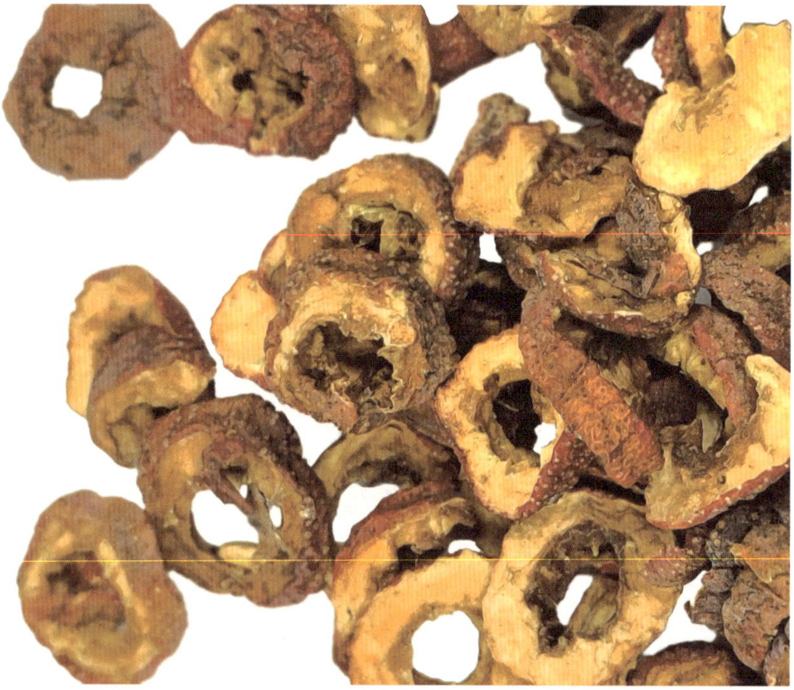

【功能主治】 消食导滞。用于饮食不节所致的食积,症见脘腹胀满、纳少饱胀、大便秘结。

【辨舌象】 舌质滑,舌苔厚腻,舌边齿痕。

【用法用量】 口服。一次2丸,一日1~2次。

【注意事项】

1. 服药期间,应注意饮食有节,宜进清淡稀软食物,忌肥甘厚味。

2. 不适用于急性肠炎腹泻,主要表现为腹痛,水样大便频繁,或发热。

3. 哺乳期妇女慎用。

4. 小儿用法用量,请咨询医师或药师。

5. 服药3天症状无改善,或出现其他症状时,应立即停用并到医院诊治。

6. 对本品过敏者禁用,过敏体质者慎用。

【相关阅读】

1.《医学衷中参西录》:"山楂,若以甘药佐之,化瘀血而不伤新血,开郁气而不伤正气,其性尤和平也。"

2.《唐本草》:"汁服主利,洗头及身上疮痒。"

3.《本草图经》:"治痢疾及腰疼。"

(十四)调中四消丸

【药品成分】 牵牛子(炒)、熟大黄、香附(醋炙)、五灵脂(醋炙)、猪牙皂。

【功能主治】 消食化滞,利水止痛。本品用于停食腹胀脘痛,二便不利。

【辨舌象】 舌苔黄厚腻,舌体胖大,边有齿痕。

【用法用量】 口服。一次1袋,一日1次;或遵医嘱。

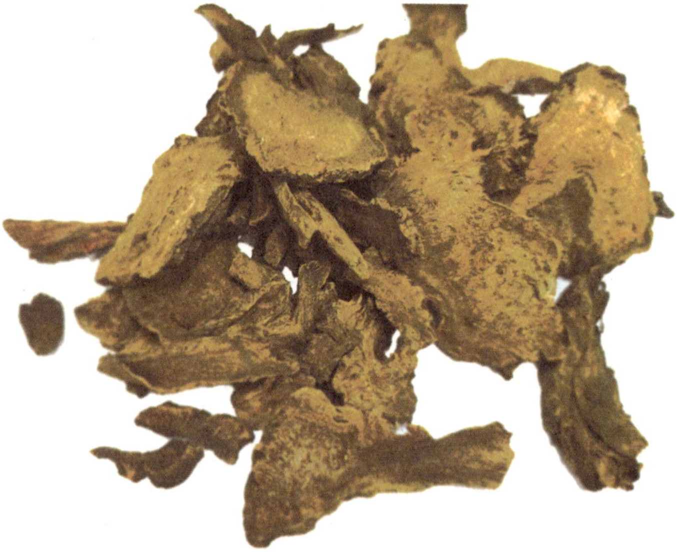

【主要成分】

牵牛子：本品为旋花科植物裂叶牵牛或圆叶牵牛的干燥成熟种子。味苦，性寒；有毒。归肺、肾、大肠经。具有泄水通便、消痰涤饮、杀虫攻积的功效。用于水肿胀满，二便不通，痰饮积聚，气逆喘咳，虫积腹痛，蛔虫、绦虫病。

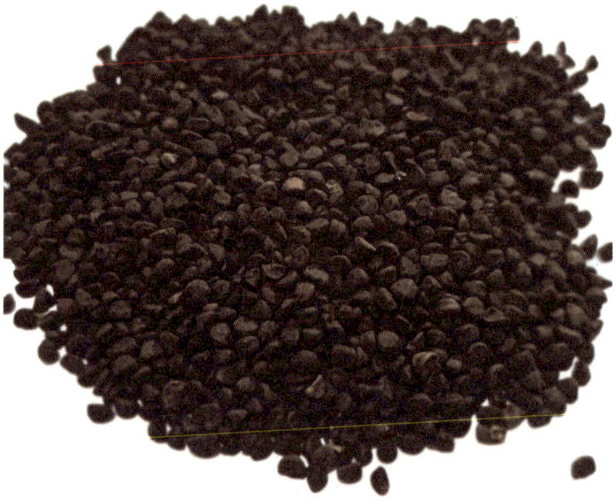

【注意事项】

1. 脾胃虚寒,食积内停者慎用。

2. 禁忌:孕妇忌服;年老体弱者勿服。

【相关阅读】

1.《别录》:“主下气,疗脚满水肿,除风毒,利小便。”

2.《药性论》:“治痃癖气块,利大小便,除水气,虚肿。落胎。”

3.《日华子本草》:“取腰痛,下冷脓,并一切气壅滞。”

4.《纲目》:“逐痰消饮,通大肠气秘风秘,杀虫。”

(十五)益气润肠膏

【药品成分】 白术、地黄、女贞子。

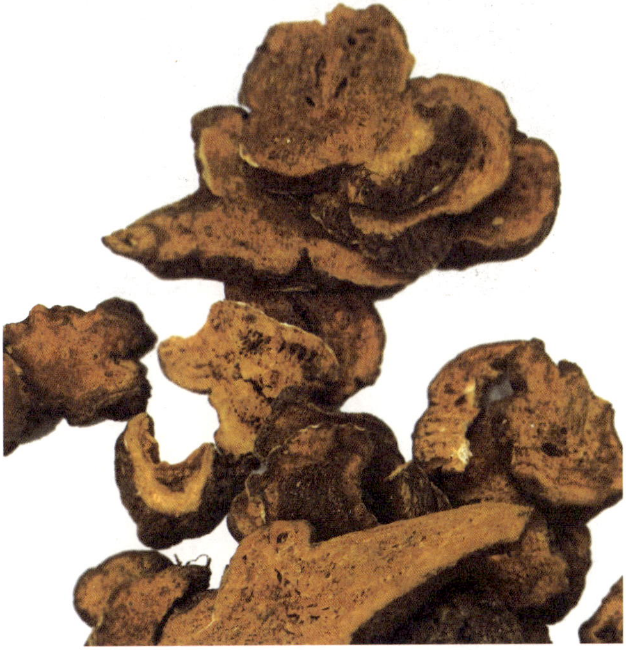

【功能主治】 本品润肠通便、健胃利气。用于大便秘结引起的腹胀,饮食无味,口干舌燥,对老年人便秘效果尤佳。

【辨舌象】 舌体胖大,舌苔白厚腻,舌边有齿痕。

【用法用量】 口服。一次 30 g,一日 3 次。

【主要成分】

女贞子：本品为木樨科植物女贞的果实。味甘、苦，性平。归肝、肾二经，有滋阴益寿、补益肝肾、清热明目、乌须黑发的功效。常用于治疗头晕目眩、耳鸣目暗、腰膝酸痛、内热、须发早白等病症。

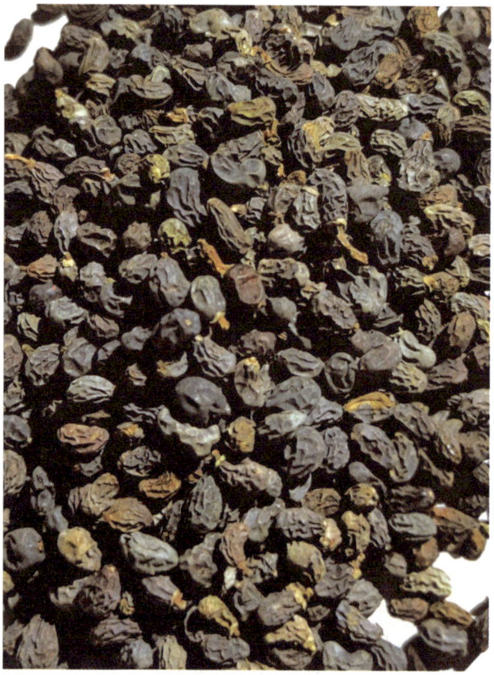

【注意事项】

1. 服药期间忌食生冷、辛辣、油腻之物。

2. 服药后症状无改善，或症状加重，或出现新的症状者，应立即停药并到医院就诊。

3. 糖尿病患者慎用。

4. 过敏体质者慎用。

5. 小儿及年老体弱者，应在医师指导下服用。

6. 对本品过敏者禁用。

7. 本品性状发生改变时禁止使用。

8. 孕妇忌服。

七　调解神经精神的中成药

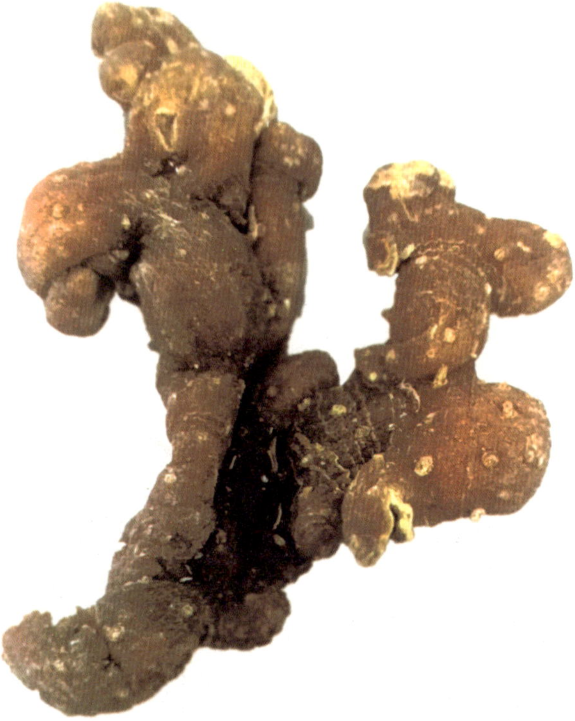

(一)血府逐瘀丸

【药品成分】　当归、赤芍、桃仁、红花、川芎、地黄、牛膝、枳壳、桔梗、柴胡、甘草。

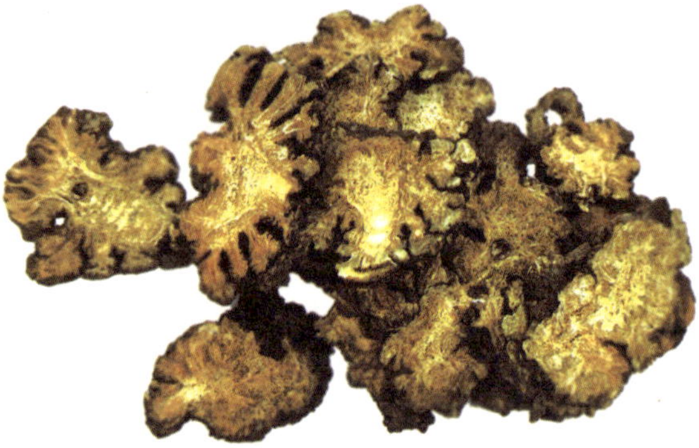

【功能主治】 活血祛瘀,行气止痛。用于气滞血瘀所致的胸痛、头痛日久、痛如针刺而有定处、内热烦闷、心悸失眠、急躁易怒。

【辨舌象】 舌质绛红,舌苔白厚或附着黄苔。

【用法用量】 空腹时用红糖水送服。一次1~2丸,一日2次。

【主要成分】

当归:具有补血和血、调经止痛、润燥滑肠、抗癌、抗老防老、免疫的功效。

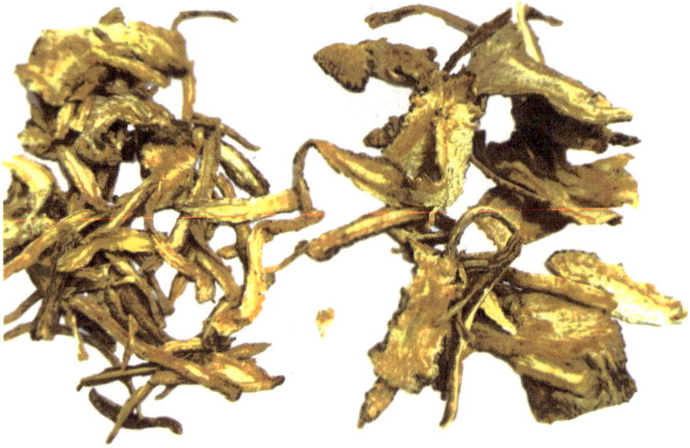

【注意事项】

1. 忌烟、酒及辛辣、油腻食物。

2. 孕妇禁用。

（二）舒肝解郁胶囊

【药品成分】　贯叶金丝桃、刺五加。

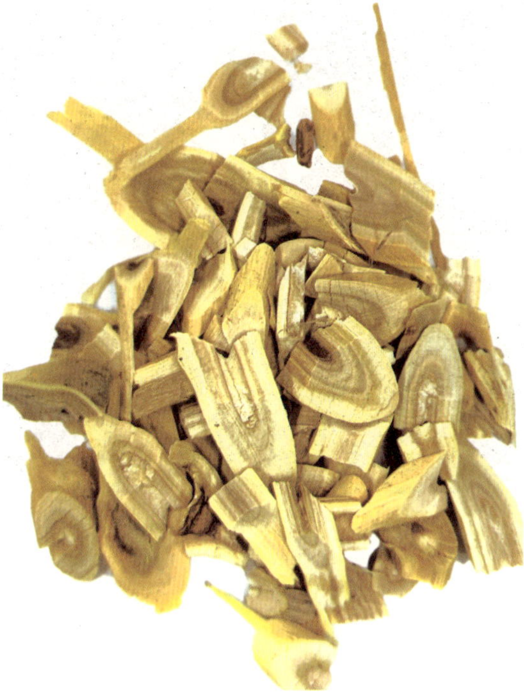

【功能主治】　疏肝解郁，健脾安神。适用于轻、中度单相抑郁症属肝郁脾虚证者，症见情绪低落、入睡困难、早醒、多梦、紧张不安、急躁易怒、食少纳呆、胸闷、疲乏无力、多汗、疼痛、舌苔白或腻，脉弦或细。

【辨舌象】　舌质偏红，舌苔白腻，舌体两边多有浊沫。

【用法用量】　一次 2 粒，一日 2 次，早晚各一次。疗程为 6 周。

【主要成分】

贯叶金丝桃：有疏肝解郁、清热利湿、消肿通乳的功效。用于治疗肝气郁结，情志不畅，心胸郁闷，关节肿痛，乳痈，乳少。

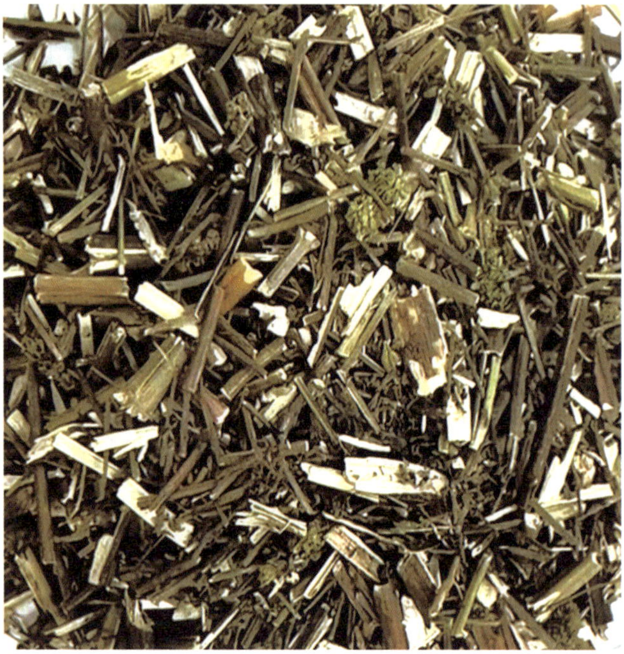

【注意事项】

1. 不良反应：偶见恶心呕吐、口干、头痛、头昏或晕厥、失眠、食欲减退或厌食、腹泻、便秘、视力模糊、皮疹、心慌、谷丙转氨酶轻度升高。

2. 肝功能不全的患者慎用。

（三）甜梦口服液

【药品成分】 刺五加、黄精、蚕蛾、桑葚、党参、黄芪、砂仁、枸杞子、山楂、熟地黄、淫羊藿、陈皮、茯苓、马钱子、法半夏、泽泻、山药。

【功能主治】 益气补肾，健脾和胃，养心安神。用于治疗头晕耳鸣，视减听衰，失眠健忘，食欲减退，腰膝酸软，心慌气短，中风后遗症。对脑功能减退、冠状血管疾患、脑血管栓塞、脱发也有一定疗效。

【辨舌象】 舌体胖大，舌质滑嫩，舌边有齿痕。

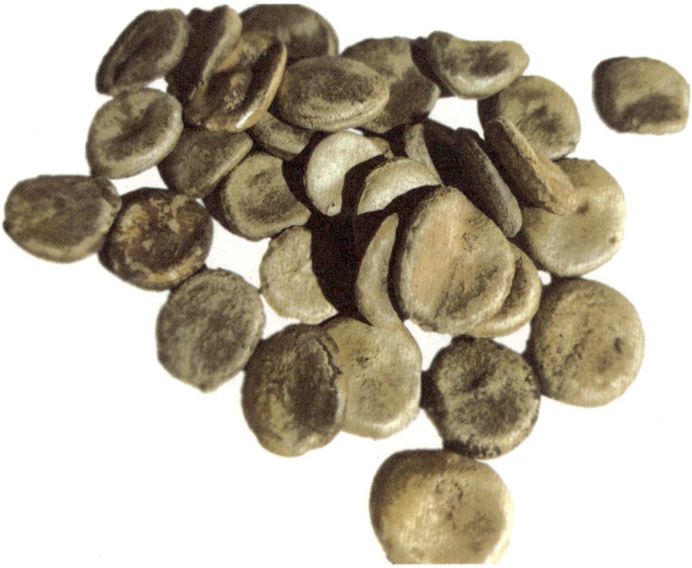

【用法用量】 一次 10 ~ 20 mL，一日 2 次。

【主要成分】

刺五加：根皮祛风湿、强筋骨。种子可榨油，制肥皂用。作为药物具有“补中益精、坚筋骨、强意志”的作用。

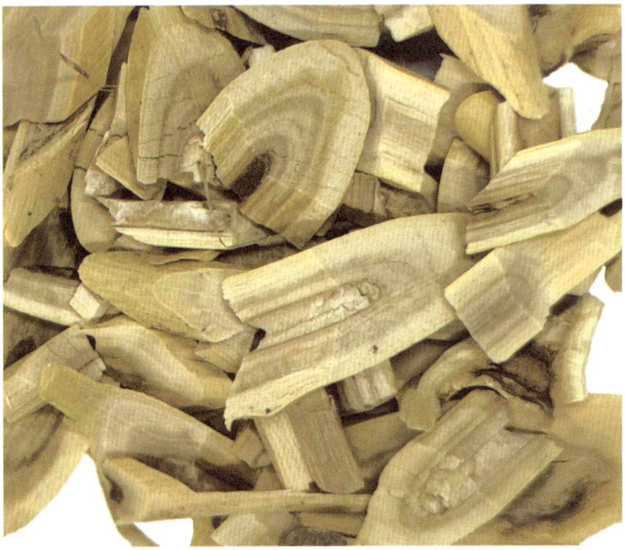

砂仁：味辛，性温。归脾、胃、肾经。具有行气调中、和胃、醒脾的功效。主治脾胃气滞，宿食不消，腹痛痞胀，噎膈呕吐，寒泻冷痢。

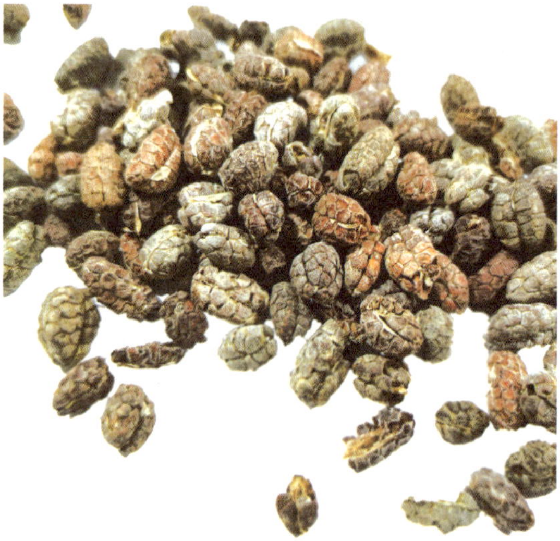

茯苓：为多孔菌科真菌茯苓的干燥菌核。味甘、淡，性平。归心、肺、脾、肾经。具有利水渗湿、健脾、宁心的功效。用于水肿尿少，痰饮眩悸，脾虚食少，便溏泄泻，心神不安，惊悸失眠。

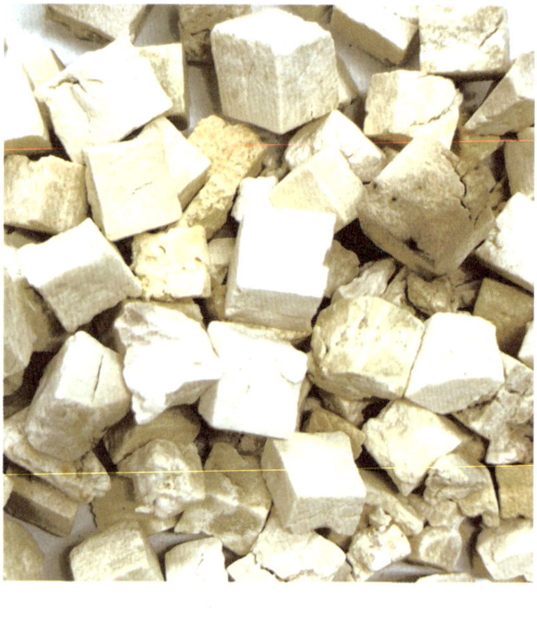

【注意事项】

1. 必须按推荐剂量服用,不可超量服用。

2. 儿童用量请咨询医师或药师。

3. 孕妇及哺乳期妇女应在医师指导下使用。

4. 如服用过量或出现严重不良反应,应立即就医。

5. 对本品过敏者禁用,过敏体质者慎用。

6. 本品性状发生改变时禁止使用。

【相关阅读】

1.《本草纲目》:“茯苓气味淡而渗,其性上行,生津液,开腠理,滋水源而下降,利小便,故张洁古谓其属阳,浮而升,言其性也;东垣谓其为阳中之阴,降而下,言其功也。”

2.《本草衍义》:“茯苓、茯神,行水之功多,益心脾不可阙也。”

3.《本草正》:“能利窍去湿,利窍则开心益智,导浊生津;去湿则逐水燥脾,补中健胃;祛惊痫,厚肠脏,治痰之本,助药之降。以其味有微甘,故曰补阳。但补少利多。”

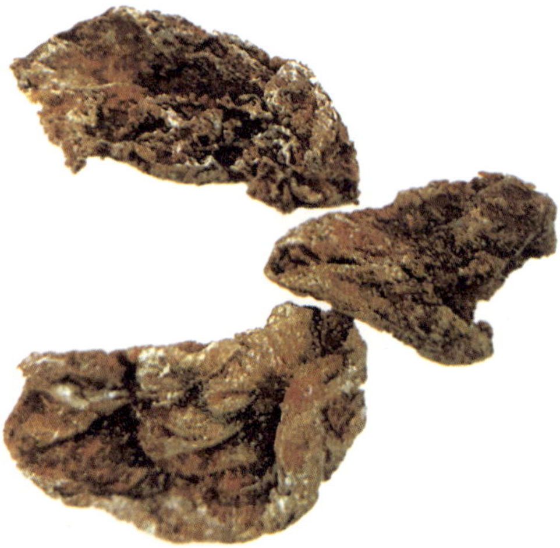

(四)乌灵胶囊

【药品成分】 乌灵菌粉。

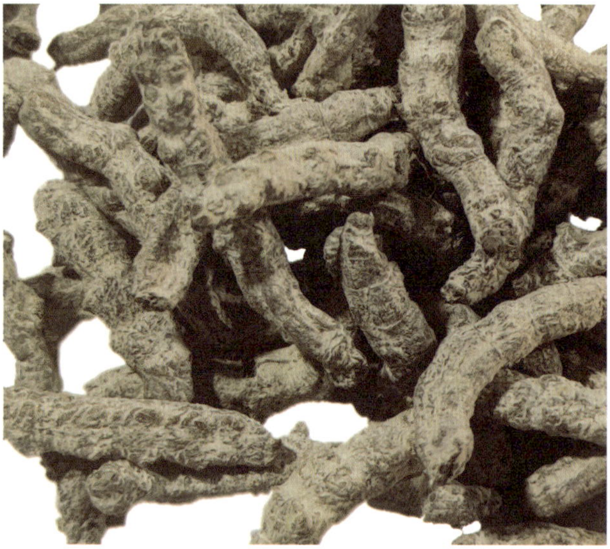

【功能主治】 心肾不交所致的失眠、健忘、心烦心悸、神疲乏力、腰膝酸软、头晕耳鸣、少气懒言、脉细或沉无力;神经衰弱见上述证候者等。

【辨舌象】 舌体胖大,舌尖泛红,舌边有齿痕。

【用法用量】 一次3粒,一日3次。

【主要成分】

乌灵菌粉:气特异,味甘淡。具有补肾健脑、养心安神之功效。用于神经衰弱的心肾不交证。症见失眠、健忘、神疲乏力、腰膝酸软、脉细或沉无力等。

【注意事项】

1. 忌烟、酒及辛辣、油腻食物。

2. 服药期间要保持情绪乐观,切忌生气恼怒。

3. 孕妇慎用。

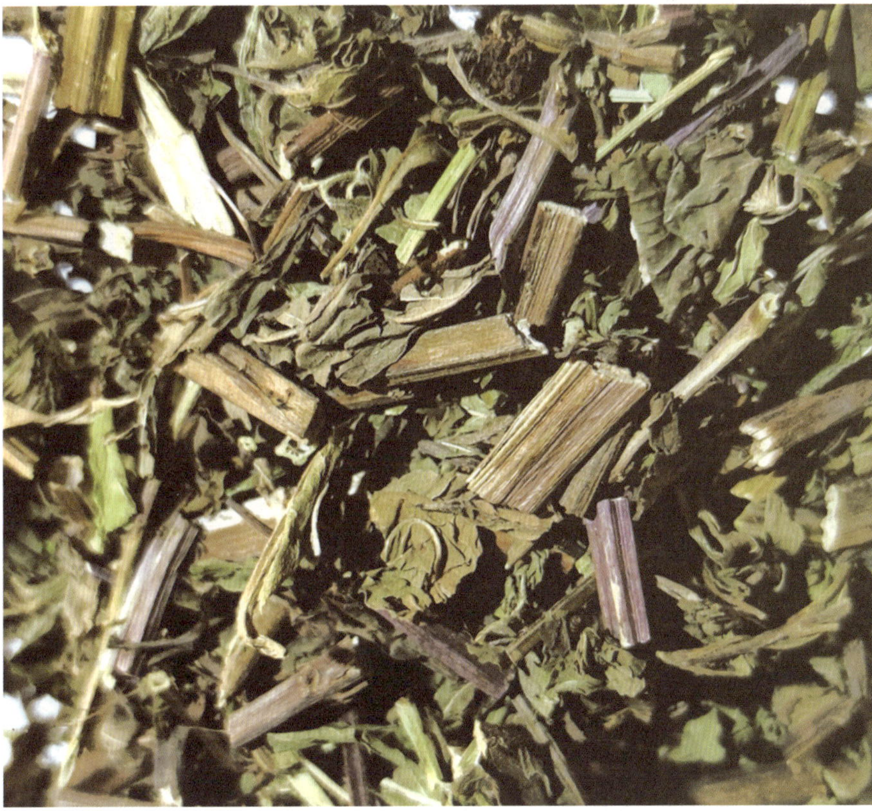

（五）丹栀逍遥丸

【药品成分】　牡丹皮、栀子（炒焦）、柴胡（酒制）、白芍（酒炒）、当归、白术（土炒）、茯苓、薄荷、炙甘草。

【功能主治】　疏肝解郁，清热调经。用于肝郁化火，胸胁胀痛，烦闷急躁，颊赤口干，食欲缺乏或有潮热，以及妇女月经先期，经行不畅，乳房与少腹胀痛。

【辨舌象】　舌苔发黄，可伴有湿滑腻苔，舌边有齿痕。

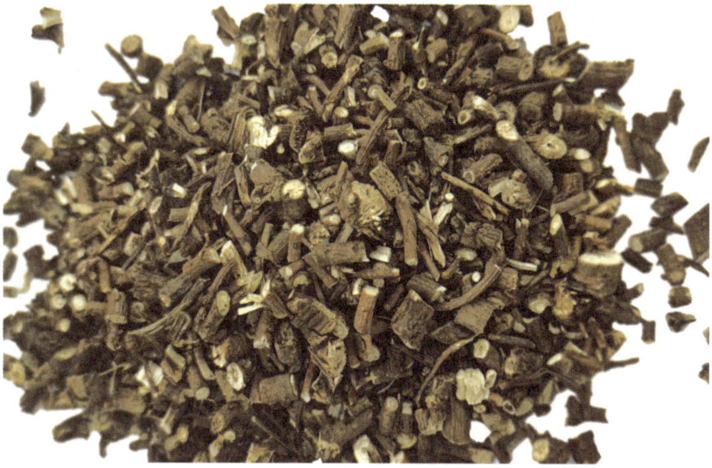

【用法用量】 一次6～9 g,一日2次。

【主要成分】

牡丹皮:为牡丹干燥根皮。产于安徽、四川、河南、山东等地。苦、辛,微寒。归心、肝、肾经。具有清热凉血、活血化瘀、退虚热等功效。

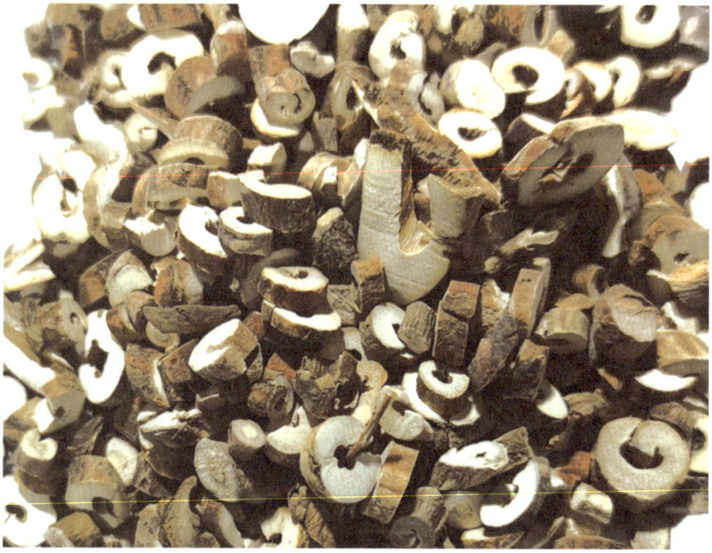

【注意事项】

1. 少吃生冷及油腻难消化的食品。

2. 服药期间要保持情绪乐观,切忌生气恼怒。

3. 孕妇慎用。

(六)解郁丸

【药品成分】 柴胡、郁金、当归、白芍、茯苓、百合、合欢皮、小麦、大枣、甘草。

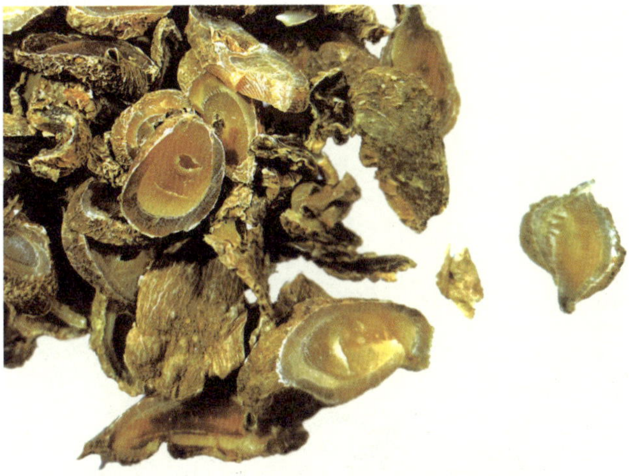

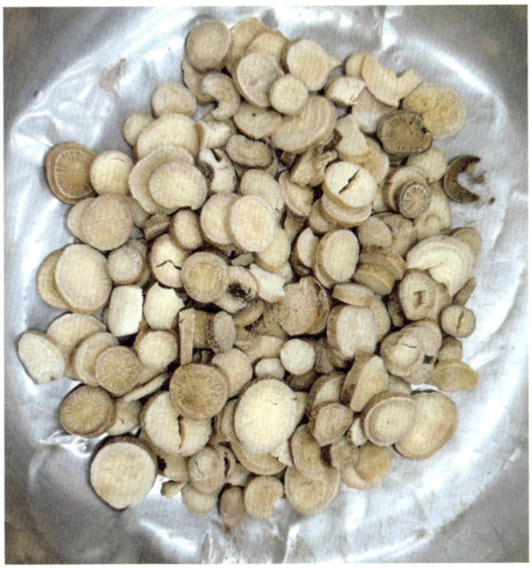

【功能主治】 疏肝解郁,养心安神。用于肝郁气滞、心神不安所致胸肋胀满,郁闷不舒,心烦心悸,易怒,失眠多梦。

【辨舌象】 舌质偏红,舌苔偏黄,舌边有浊沫,舌下瘀斑。

【用法用量】 口服。每 15 丸重 1 g,一次 4 g,一日 3 次。

【主要成分】

白芍:白芍又称为白花、芍药,可用于治疗头痛眩晕,胁痛,腹痛,四肢挛痛,血虚萎黄,月经不调,自汗,盗汗。

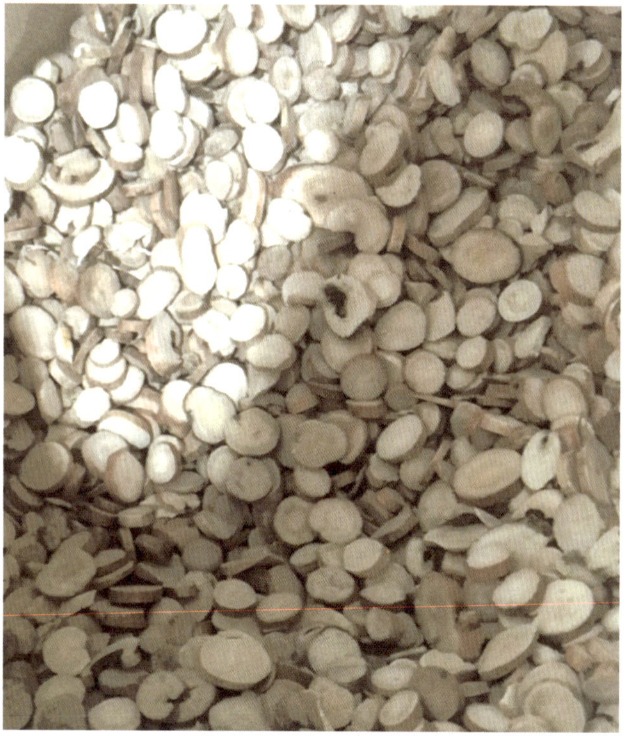

【注意事项】

1. 少吃生冷及油腻难消化的食品。
2. 服药期间要保持情绪乐观,切忌生气恼怒。
3. 孕妇慎用。

（七）百乐眠胶囊

【药品成分】　百合、刺五加、首乌藤、合欢花、珍珠母、石膏、酸枣仁、茯苓、远志、玄参、地黄、麦冬、五味子、灯心草、丹参。

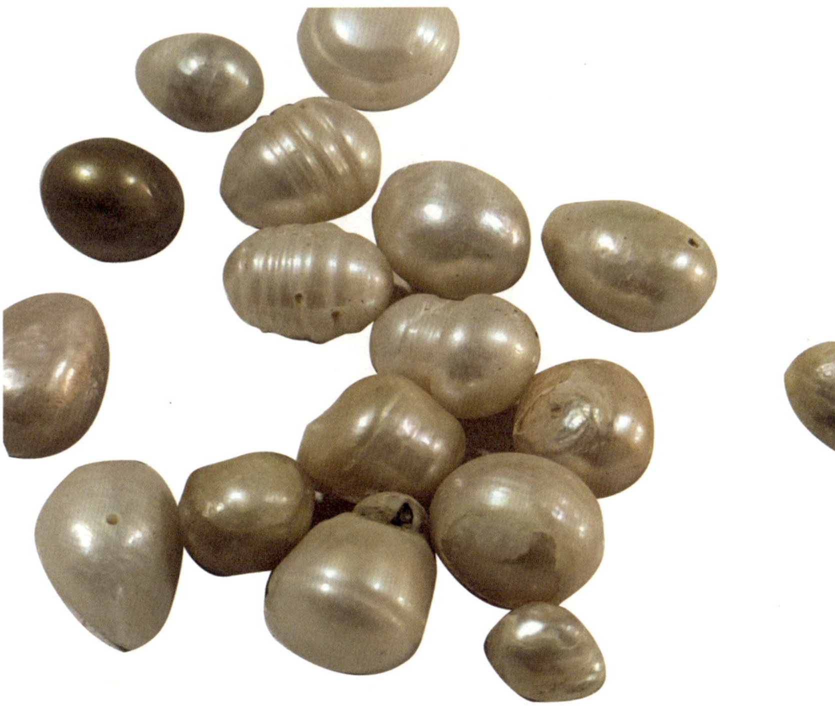

【功能主治】　滋阴清热，养心安神。用于肝郁阴虚型失眠症，症见入睡困难、多梦易醒、醒后不眠、头晕乏力、烦躁易怒、心悸不安。

【辨舌象】　舌质红燥，舌体胖大，舌苔薄白滑腻，边缘齿痕。

【用法用量】　一次4粒，一日2次，14天为一个疗程。

【主要成分】

百合：含秋水仙碱等多种生物碱，可用于养阴润肺、清心安神。主阴虚久嗽；痰中带血；热病后期；余热未清，或情志不遂所致的虚烦惊悸、失眠多梦、精神恍惚；痈肿；湿疮。

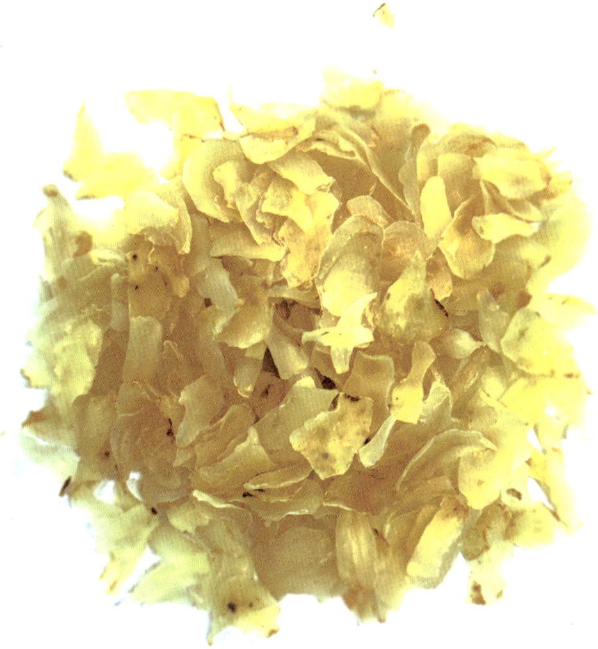

【注意事项】

1. 忌烟、酒及辛辣、油腻食物。

2. 服药期间要保持情绪乐观，切忌生气恼怒。

3. 孕妇禁用。

（八）藿香正气胶囊

【药品成分】 苍术、陈皮、厚朴（姜制）、白芷、茯苓、大腹皮、生半夏、甘草浸膏、广藿香油、紫苏叶油。辅料为明胶、甘油、巧克力棕、苋菜红、精制玉米油、大豆磷脂、蜂蜡。

【功能主治】 解表化湿，理气和中。用于外感风寒、内伤湿滞或夏伤暑湿所致的感冒，症见头痛昏重、胸膈痞闷、脘腹胀痛、呕吐泄泻；胃肠型感冒见上述证候者。

【辨舌象】 舌体胖大，舌苔厚腻，舌边齿痕。

【用法用量】 口服。一次 2～4 粒，一日 2 次。

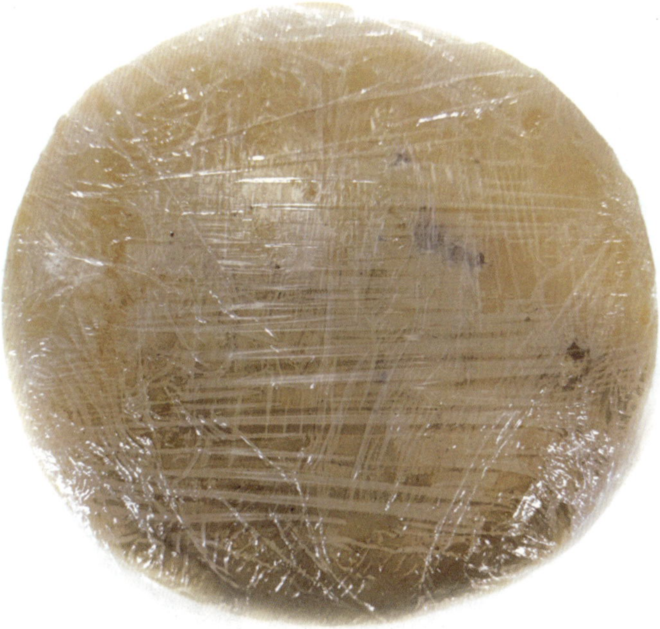

【主要成分】

苍术：用于湿阻中焦，脘腹胀满，泄泻，水肿，脚气痿躄，风湿痹痛，风寒感冒，夜盲，眼目昏涩。

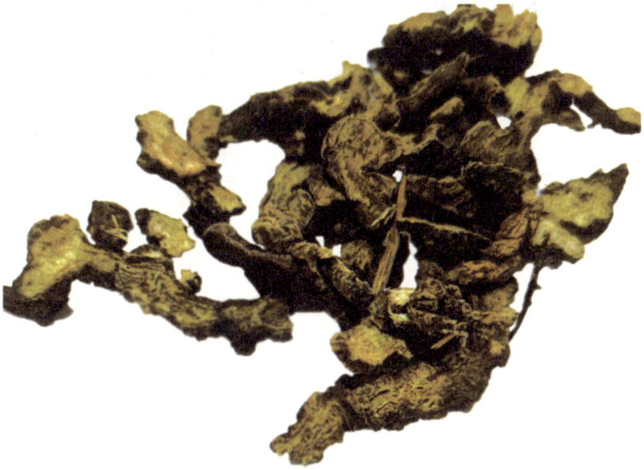

【注意事项】

1. 忌烟、酒及辛辣、生冷、油腻食物，饮食宜清淡。

2. 不宜在服药期间同时服用滋补性中药。

（九）柏子养心丸

【药品成分】 柏子仁、党参、炙黄芪、川芎、当归、茯苓、远志（制）、酸枣仁、肉桂、五味子（蒸）、半夏曲、炙甘草、朱砂。

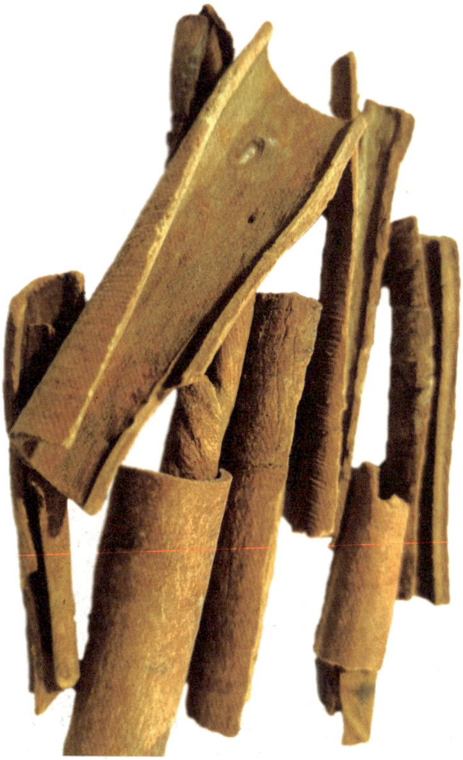

【功能主治】 本品补气，养血，安神。用于心气虚寒，心悸易惊，失眠多梦，健忘。

【辨舌象】 舌体胖大，舌苔白滑腻。

【用法用量】 口服。一次 60 粒（6 g），一日 2 次。

【主要成分】

柏子仁：为柏科植物侧柏的干燥成熟种仁。味甘，性平。归心、肾、大肠经。具有养心安神、润肠通便、止汗的功效。用于阴血不足，虚烦失眠，心悸怔忡，肠燥便秘，阴虚盗汗。

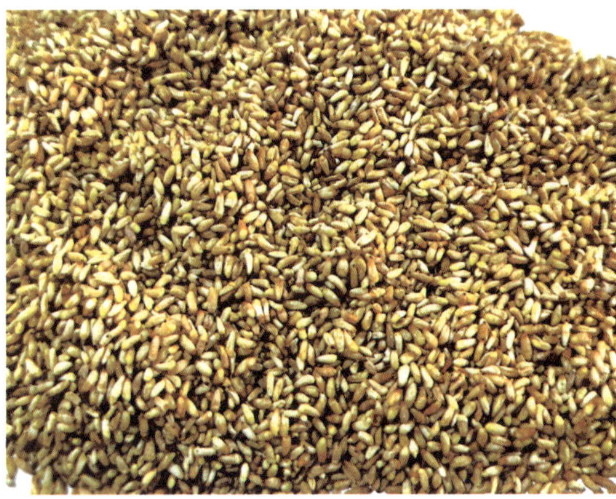

【注意事项】

1. 阴虚火旺或肝阳上亢者禁用。

2. 保持精神舒畅，劳逸适度。忌过度思维，避免恼怒、抑郁、惊恐等不良情绪。

3. 失眠患者睡前不宜饮用浓茶、咖啡等兴奋性饮品。

4. 宜饭后服用。

5. 本品处方中含朱砂，不可过服、久服；不可与溴化物、碘化物药物同服。

6. 孕妇及哺乳期妇女、儿童、老年人使用本品应遵医嘱。

7. 过敏体质者慎用。

8. 儿童必须在成人的监护下使用。

9. 如正在服用其他药品，使用本品前请咨询医师。

【相关阅读】

1.《纲目》："柏子仁，性平而不寒不燥，味甘而补，辛而能润，其气清香，能透心肾、益脾胃，盖上品药也，宜乎滋养之剂用之。"

2.《本草正》:“柏子仁,气味清香,性多润滑,虽滋阴养血之佳剂,若欲培补根本,乃非清品之所长。”

3.《药品化义》:“柏子仁,香气透心,体润滋血。同茯神、枣仁、生地、麦冬,为浊中清品,主治心神虚怯,惊悸怔忡,颜色憔悴,肌肤燥痒,皆养血之功也。又取气味俱浓,浊中归肾,同熟地、龟板、枸杞、牛膝,为封填骨髓,主治肾阴亏损,腰背重痛,足膝软弱,阴虚盗汗,皆滋肾燥之力也。味甘亦能缓肝,补肝胆之不足,极其稳当,但性平力缓,宜多用之为妙。”

(十)养心安神丸

【药品成分】 五味子(醋炙)、首乌藤、合欢花、黄精(酒炙)、当归、丹参、酸枣仁(炒)、远志(去心甘草炙)、知母、磁石。

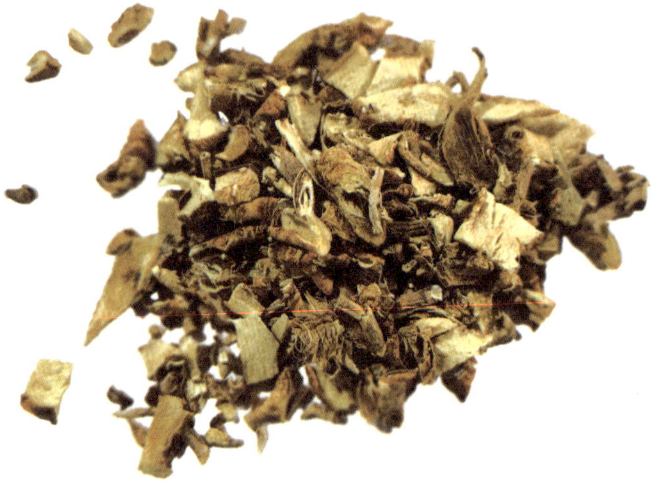

【功能主治】 补肾益智,养心安神。本品用于心肾不交引起的少眠多梦,头晕心悸,耳鸣健忘,倦怠无力。

【辨舌象】 舌体胖大,舌尖泛红,舌边有齿痕。

【用法用量】 口服。一次 6 g,一日 2 次。

【主要成分】

酸枣仁：为鼠李科植物酸枣的种子。味甘，性平。入心、脾、肝、胆经。具有养肝、宁心、安神、敛汗之功效。治虚烦不眠，惊悸怔忡，烦渴，虚汗。

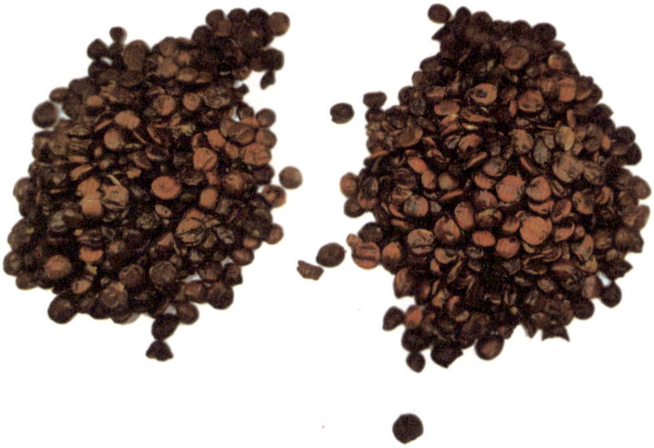

远志：为远志科植物远志或卵叶远志的干燥根。味苦、辛，性温。归心、肾、肺经。具有安神益智、祛痰、消肿的功效。用于心肾不交引起的失眠多梦，健忘惊悸，神志恍惚，咳痰不爽，疮疡肿毒，乳房肿痛。

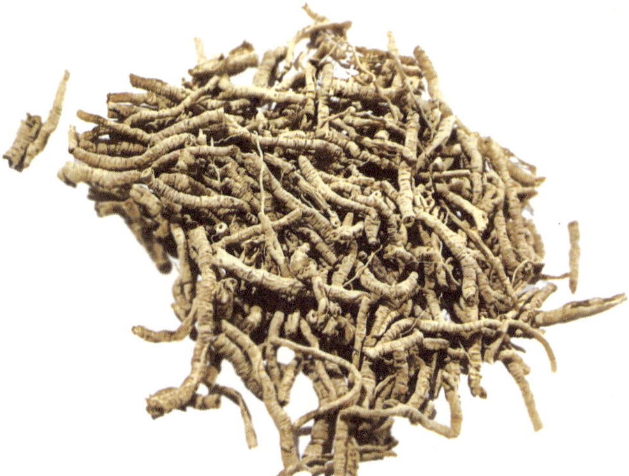

【注意事项】

1. 忌烟、酒及辛辣、油腻食物。

2. 服药期间要保持情绪乐观,切忌生气恼怒。

3. 有高血压、心脏病、糖尿病、肝病、肾病等慢性病严重者应在医师指导下服用。

4. 服药7天症状无缓解,应去医院就诊。

5. 儿童、年老体弱者应在医师指导下服用。

6. 对本品过敏者禁用,过敏体质者慎用。

7. 本品性状发生改变时禁止使用。

8. 儿童必须在成人监护下使用。

9. 请将本品放在儿童不能接触的地方。

10. 如正在使用其他药品,使用本品前请咨询医师或药师。

11. 孕妇禁用;外感发热患者禁服。

【相关阅读】

1.《别录》:"主烦心不得眠,脐上下痛,血转久泄,虚汗烦渴,补中,益肝气,坚筋骨,助阴气,令人肥健。"

2.《本草再新》:"平肝理气,润肺养阴,温中利湿,敛气止汗,益志定呵,聪耳明目。"

3.《本草拾遗》:"睡多生使,不得睡炒熟。"

4.《本草汇言》:"敛气安神,荣筋养髓,和胃运脾。"

(十一)复方枣仁胶囊

【药品成分】 酸枣仁(制)、左旋延胡索乙素。辅料为淀粉。

【功能主治】 养心安神。用于心神不安,失眠,多梦,惊悸。

【辨舌象】 舌尖发红,舌苔发白,舌下暗紫色瘀斑。

【用法用量】 口服。一次1粒,睡前服。

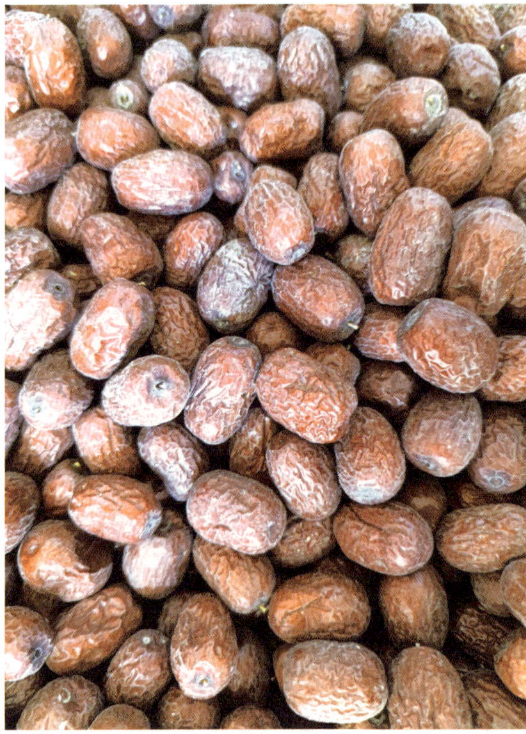

【注意事项】

1. 本品含左旋延胡索乙素。孕妇及哺乳期妇女慎用;锥体外系疾病(如震颤、多动、肌张力不全等)患者应在医师指导下使用。外感发热患者忌服。

2. 儿童、老年患者慎用。

3. 本品宜餐后睡前服。

4. 驾驶机、车、船,从事高空作业、机械作业及操作精密仪器者工作期间慎用。

5. 服药超过 5 天应咨询医师。

6. 严格按用法用量服用,本品不宜长期服用。

7. 对本品过敏者禁用,过敏体质者慎用。

8. 本品性状发生改变时禁止使用。

9. 儿童必须在成年人监护下使用。

10. 请将本品放在儿童不能接触的地方。

11. 如正在使用其他药品，使用本品前请咨询医师或药师。

12. 不良反应：偶见眩晕、恶心、乏力。剂量过大可致嗜睡与锥体外系症状。

（十二）解郁安神片

【药品成分】 柴胡、郁金、栀子（炒）、半夏（制）、白术（炒）、浮小麦、远志（制）、甘草（炙）、石菖蒲、百合、胆南星、大枣、龙齿、酸枣仁、茯苓、当归。

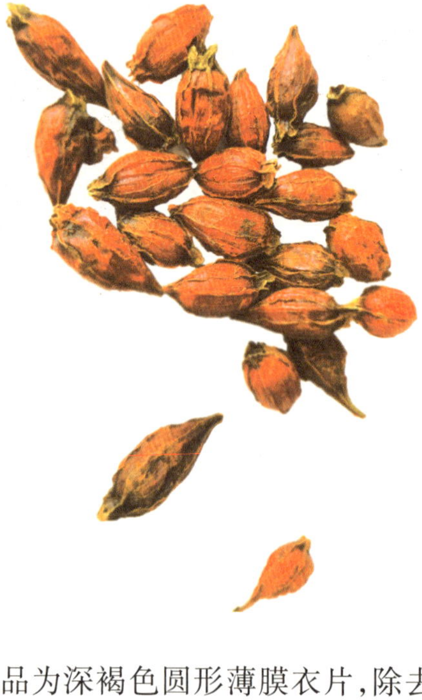

【性状】 本品为深褐色圆形薄膜衣片，除去薄膜衣后显棕褐色；气微腥，味甜、微苦。

【功能主治】 疏肝解郁，安神定志。本品用于情志不舒、肝郁气滞等精神刺激所致的心烦，焦虑，失眠，健忘，更年期症候群。

【辨舌象】 舌质偏红，舌苔偏黄，舌边有浊沫。

【用法用量】 口服。一次4片，一日2次。

【注意事项】

1. 少吃生冷及油腻难消化的食品。

2. 服药期间要保持情绪乐观,切忌生气恼怒。

3. 火郁证者不适用,主要表现为口苦咽干、面色红赤、心中烦热、胁胀不眠、大便秘结。

4. 有高血压、心脏病、糖尿病、肝病、肾病等慢性病严重者应在医师指导下服用。

5. 本品不宜长期服用,服药3天症状无缓解,应去医院就诊。

6. 严格按用法用量服用,儿童、年老体弱者应在医师指导下服用。

7. 对本品过敏者禁用,过敏体质者慎用。

8. 本品性状发生改变时禁止使用。

9. 儿童必须在成人监护下使用。

10. 请将本品放在儿童不能接触的地方。

11. 如正在使用其他药品,使用本品前请咨询医师或药师。

12. 孕妇、哺乳期妇女禁用。

(十三)肉蔻五味丸

【药品成分】 肉豆蔻、土木香、木香、广枣、荜茇。

【功能主治】 祛心赫依病。用于心烦失眠,心神不安。

赫依病:本方指心悸、神经衰弱、失眠、头昏目眩、心神不安、疲乏无力等症。

【辨舌象】 舌体胖嫩,舌尖凹陷,舌质发红,苔薄白,舌边齿痕。

【用法用量】 口服。一次9~15粒,一日1~3次。

【主要成分】

肉豆蔻:归脾、胃、大肠经。温中行气,涩肠止泻。用于脾胃虚寒,久泻不止,脘腹胀痛,食少呕吐。

八　消化系统抗肿瘤药物

（一）西黄胶囊

【药品成分】　人工牛黄、人工麝香、没药（制）、乳香（制）。

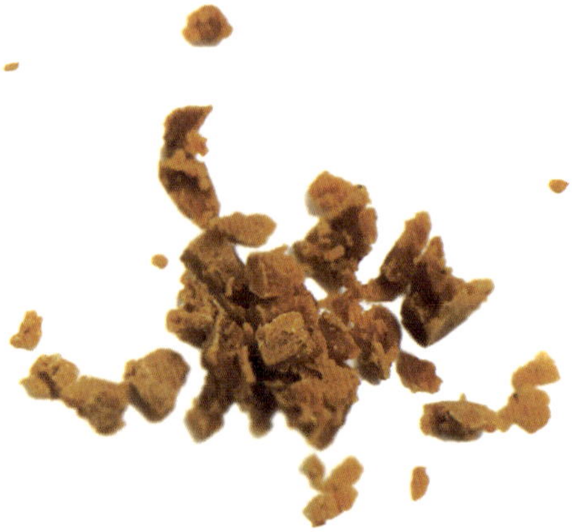

【功能主治】　解毒散结，消肿止痛。用于毒瘀互结，痈疽疮疡，阴疽肿痛，多发性脓肿，淋巴结炎，寒性脓疡属上述证候者。

【辨舌象】　舌苔发暗，舌下有瘀斑。

【用法用量】　口服。一次4~8粒，一日2次。

牛黄：性苦，凉。归肝、心经。具有息风止痉、化痰开窍、清热解毒的功效。

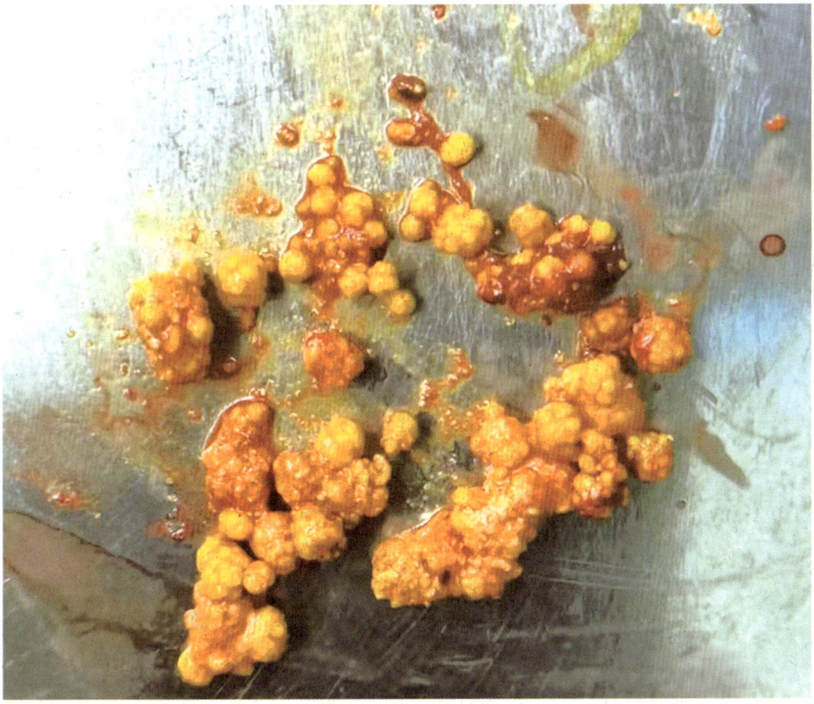

【注意事项】

1. 孕妇忌服。

2. 运动员慎用。

(二)抗癌平丸

【药品成分】 珍珠菜、藤梨根、香茶菜、肿节风、蛇莓、半枝莲、兰香草、白花蛇舌草、石上柏、蟾酥。

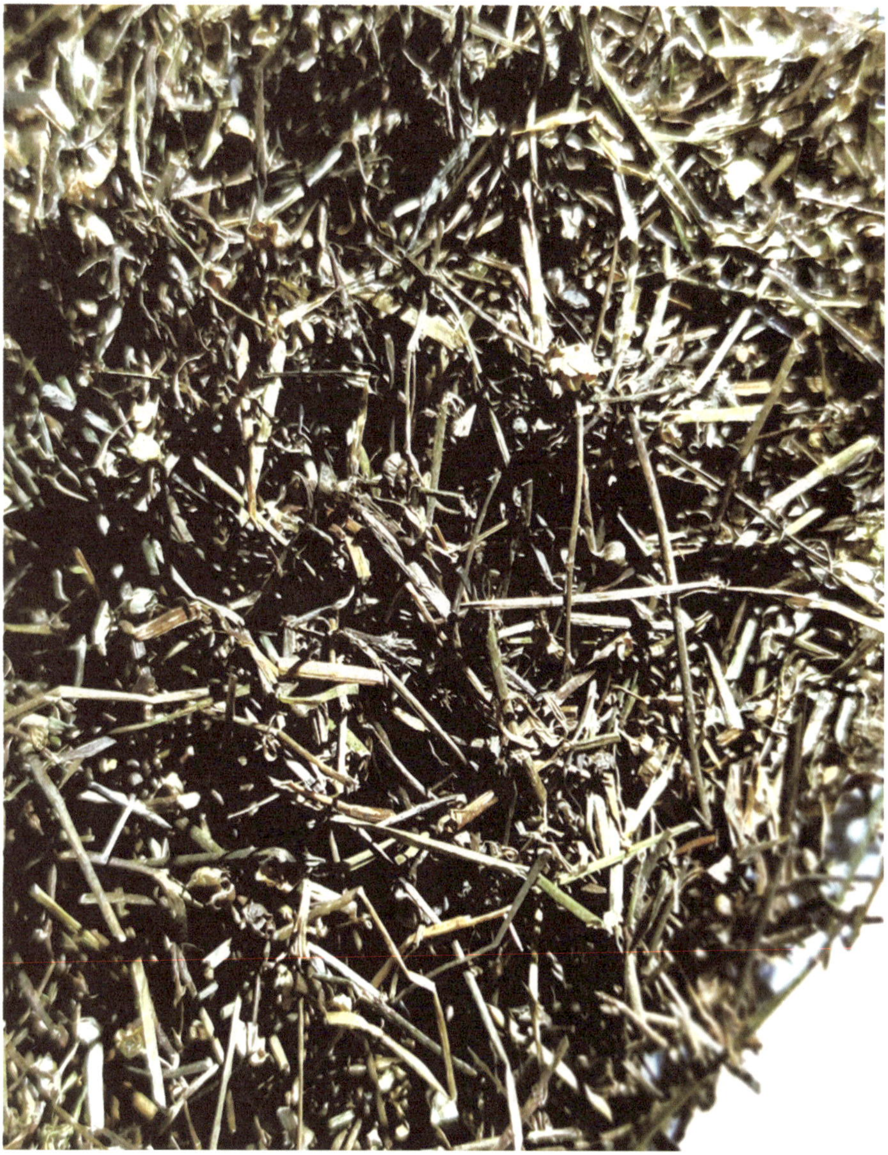

【功能主治】 清热解毒，散瘀止痛。用于热毒瘀血壅滞肠胃而致的胃癌、食管癌、贲门癌、直肠癌等消化道肿瘤。

【辨舌象】 舌体绛紫而深，舌苔干燥乏津液。

【用法用量】　口服。一次0.5～1 g，一日3次。饭后半小时服；或遵医嘱。

【主要成分】

蟾酥：性辛，温；有毒。归心经。具有攻毒止痛、开窍醒神的功效。

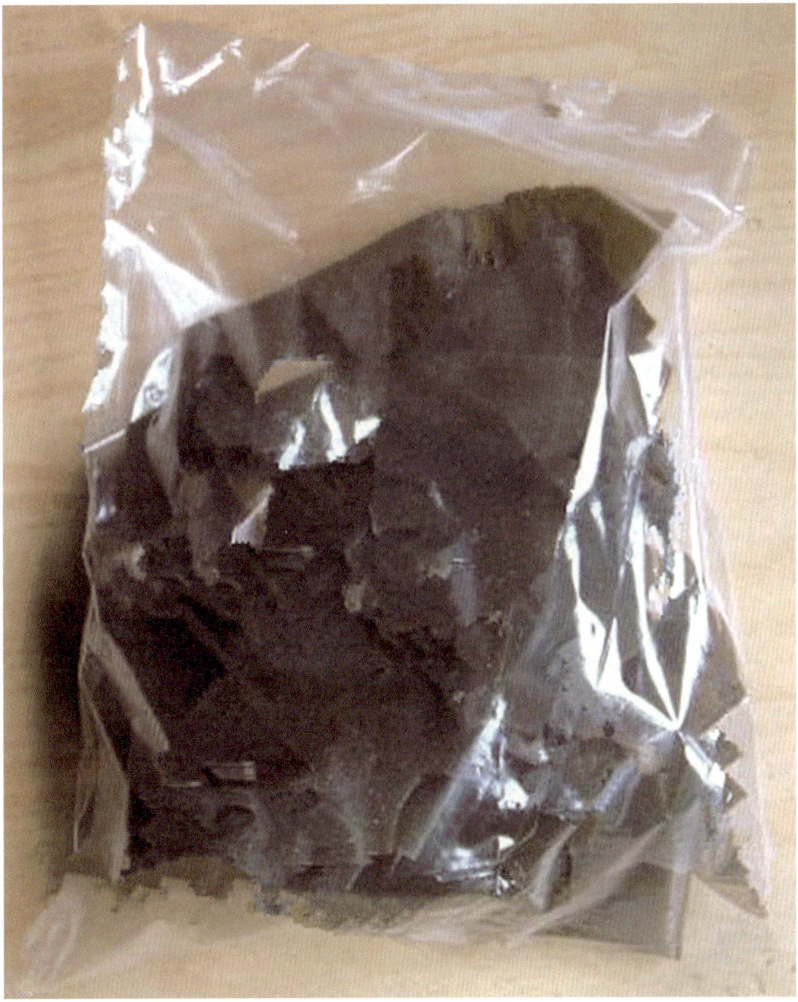

【注意事项】

1. 初服时可由少到多，逐步增加，如胃部有发胀感，可酌情减少。

2. 服药期间忌食霉菌类食物。

(三)消癌平片

【药品成分】 通关藤

【功能主治】 抗癌,消炎,平喘。用于食管癌、胃癌、肺癌,对大肠癌、宫颈癌、白血病等多种恶性肿瘤,亦有一定疗效,亦可配合放疗、化疗及手术后治疗。并用于治疗慢性气管炎和支气管哮喘。

【辨舌象】 舌体胖大,舌面有裂纹,舌下有瘀斑。

【用法用量】 口服。一次8~10片,一日3次。

【主要成分】

通关藤:为萝藦科植物通关藤的干燥藤茎。味苦,性微寒。归肝、肺经。具有止咳平喘、祛痰、通乳、清热解毒的功效。用于喘咳痰多,产后乳汁不通,风湿肿痛,疮痈。

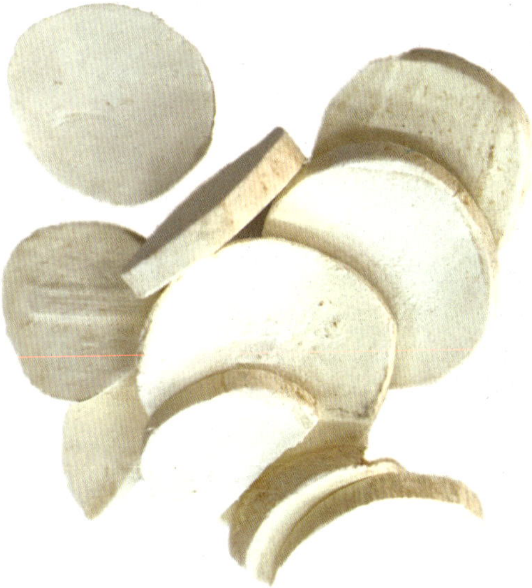

【注意事项】

1. 服用消癌平片期间,个别消化道肿瘤等患者(常见于肝癌、胃癌、食管癌、胰腺癌、肠癌等)可能出现大便次数增多、便希、奇臭及有黏液胶冻样物质排出(多为坏死脱落的肿瘤组织)等"排毒现象”，不必担心，这是根据中医理论“下”法而出现的正常药效反应。

2. 伴有便秘的患者可用蜂蜜配温水送服，伴有肠胃虚寒、恶心呕吐者用生姜3片、红枣6粒煎水送服。

3. 孕妇忌服。

（四）槐耳颗粒

【药品成分】 槐耳菌质。

【功能主治】 扶正固本，活血消癥。适用于正气虚弱，瘀血阻滞，原发性肝癌不宜手术和化疗者辅助治疗用药，有改善肝区疼痛、腹胀、乏力等症状的作用。在标准的化学药品抗癌治疗基础上，可用于肺癌、胃肠癌和乳腺癌所致的神疲乏力、少气懒言、脘腹疼痛或胀闷、纳谷少馨、大便干结或溏泄、气促、咳嗽、多痰、面色㿠白、胸痛、痰中带血、胸胁不适等症，改善患者生活质量。

【辨舌象】 舌体胖大，舌苔厚腻，舌苔布满舌面，舌面有裂痕。

【用法用量】 口服。一次20 g，一日3次。一个月为1个疗程；或遵医嘱。肺癌、胃肠癌和乳腺癌的辅助治疗6周为一个疗程。

【主要成分】

槐耳菌质：为槐耳菌在玉米蕊轴、麦麸等发酵基质上，于一定条件下经培养后所得的干燥菌质。具有扶正固本、活血消症之功效。适用于正气虚弱，瘀血阻滞，原发性肝癌不宜于手术和化疗者辅助治疗用药，有改善肝区疼痛、腹胀、乏力等症状的作用。

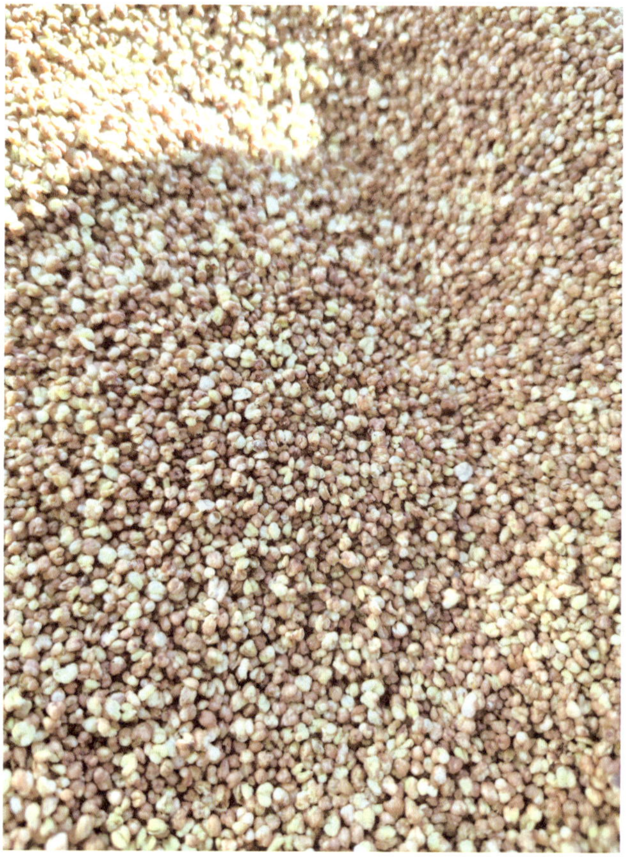

【注意事项】

1. 孕妇及哺乳期女性禁用

2. 忌辛辣及其他刺激性食物

（五）平消胶囊

【药品成分】 郁金、马钱子粉、仙鹤草、五灵脂、白矾、硝石、干漆（制）、枳壳（麸炒）。

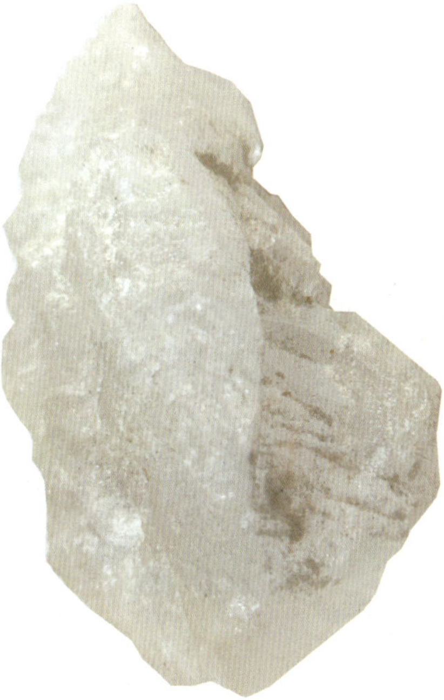

【功能主治】　活血化瘀，止痛散结，清热解毒，扶正祛邪。用于肺癌、胃癌、食管癌、肝癌及骨肿瘤的辅助治疗。

【辨舌象】　舌质红，苔薄黄，根部黄厚。

【用法用量】　口服。一日3次，一次4~8粒。

【主要成分】

五灵脂：为鼯鼠科动物橙足鼯鼠或飞鼠科动物小飞鼠的干燥粪便。味甘，性温。具有活血散瘀、炒炭止血的功效。用于心腹瘀血作痛，痛经，血瘀经闭，产后瘀血腹痛；炒炭治崩漏下血；外用治跌打损伤，蛇、虫咬伤。

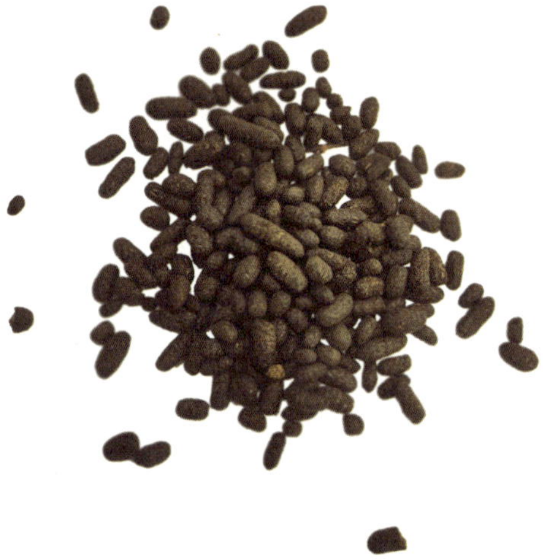

仙鹤草：为蔷薇科植物龙芽草的干燥地上部分。味苦、涩，性平。归心、肝经。具有收敛止血、截疟、止痢、解毒、补虚的功效。用于咯血，吐血，崩漏下血，疟疾，血痢，痈肿疮毒，阴痒带下，脱力劳伤。

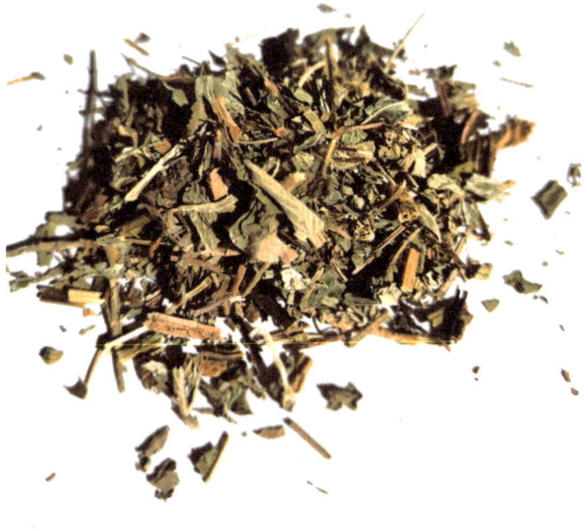

马钱子：性苦，温；有大毒。归肝、脾经。具有兴奋健胃、消肿毒、凉血的功效。主治四肢麻木，瘫痪，食欲缺乏，痞块，痈疮肿毒，咽喉肿痛。

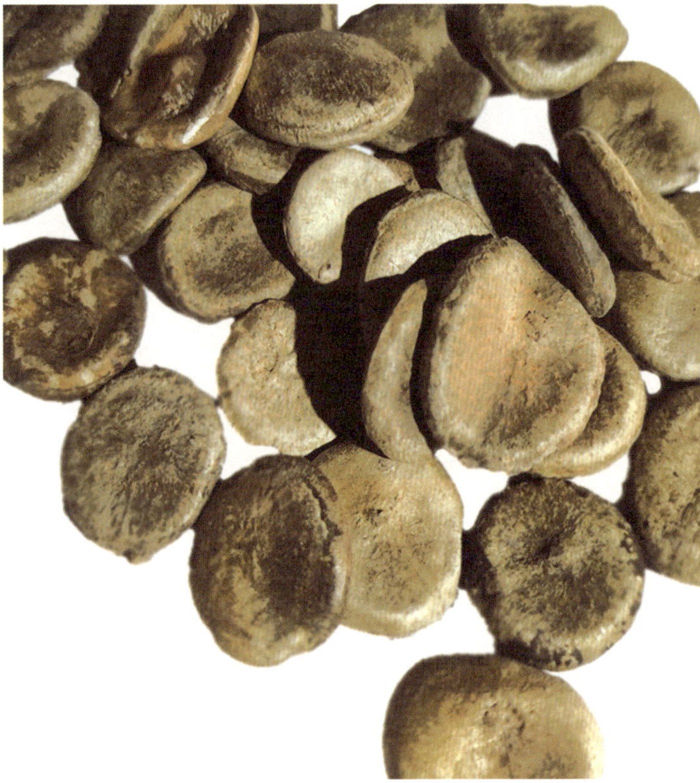

【注意事项】

1. 可与手术治疗、放疗、化疗同时进行。
2. 孕妇禁用。
3. 用药过程中饮食宜清淡，忌食辛辣刺激之品。
4. 本品不可过量服用。
5. 不宜久服。
6. 运动员慎用。

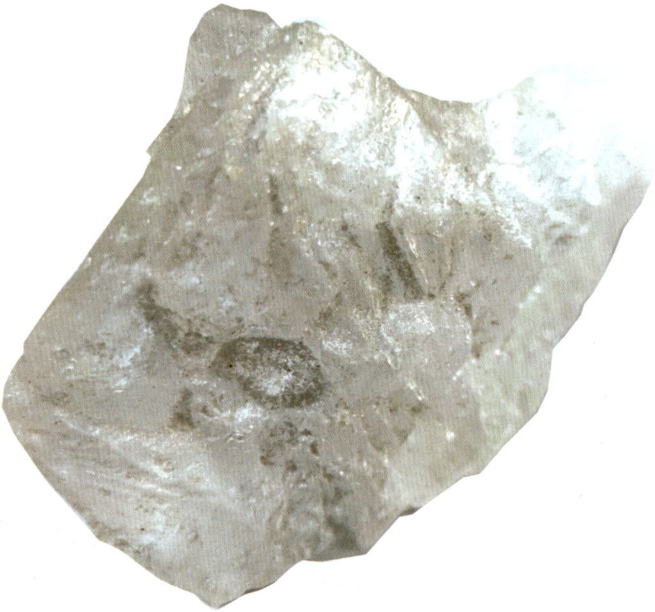

（六）华蟾素片

【药品成分】 干蟾皮提取物。

【功能主治】 解毒，消肿，止痛。用于中、晚期肿瘤，慢性乙型肝炎等症。

【辨舌象】 舌质红，舌苔薄黄，舌下瘀斑。

【用法用量】 口服。一次3～4片，一日3～4次。

【主要成分】

蟾酥：为蟾蜍耳后腺及表皮腺体的分泌物。味甘、辛，性温；有毒。具有解毒、消肿、强心、止痛的功效。治疔疮，痈疽，发背，瘰疬，慢性骨髓炎，咽喉肿痛，小儿疳积，心衰，风、虫牙痛。

【注意事项】　口服初期偶有腹痛、腹泻等胃肠道刺激反应。如无其他严重情况，无须停药，继续使用，症状会减轻或消失。

（七）养正消积胶囊

【药品成分】　黄芪、女贞子、人参、莪术、灵芝、绞股蓝、炒白术、半枝莲、白花蛇舌草、茯苓、土鳖虫、鸡内金、蛇莓、白英、茵陈（绵茵陈）、徐长卿。

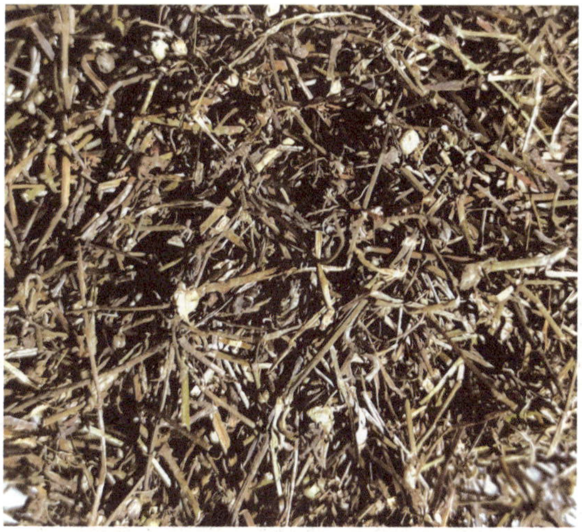

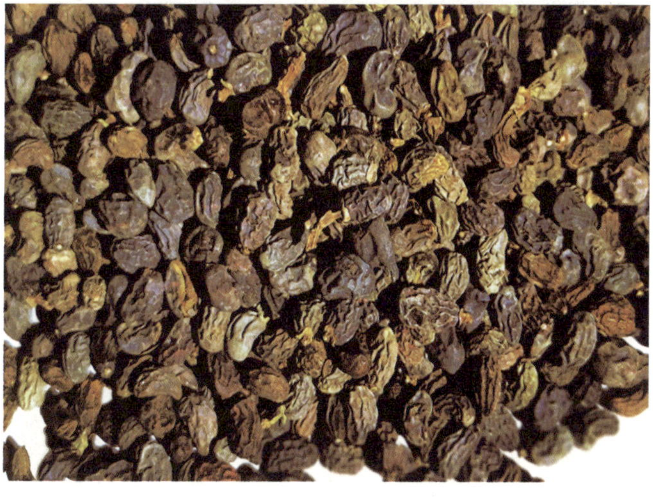

【功能主治】 健脾益肾，化瘀解毒。不宜手术的脾肾两虚、瘀毒内阻型原发性肝癌辅助治疗，与肝内动脉介入灌注加栓塞化疗合用，有助于提高介入化疗疗效，减轻对白细胞、肝功能、血红蛋白的毒性作用。

【辨舌象】 舌质红，舌苔白腻水滑，微泛黄。

【用法用量】 口服。一次4粒，一日3次。

【主要成分】

徐长卿：性辛，温。归肝、胃经。具有：主蛊毒，疫疾，邪恶气，温疟，主注易亡走，啼哭，悲伤，恍惚的功效。

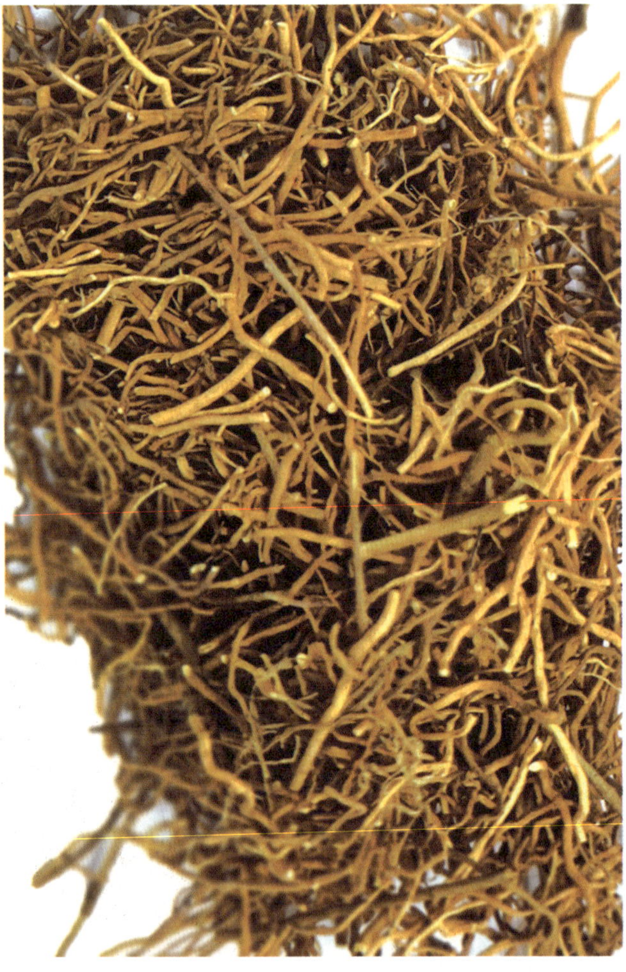

【注意事项】

1. 服药时不要喝浓茶和饮料，应以喝白开水为主。

2. 饮食宜清淡，忌食生冷、油腻、辛辣刺激及海鲜类食品，戒烟酒以免加重病情。

3. 在服药期间，注意休息，避免劳累，保证充足的睡眠和适量的活动。

4. 打开防潮袋后，请注意防潮。

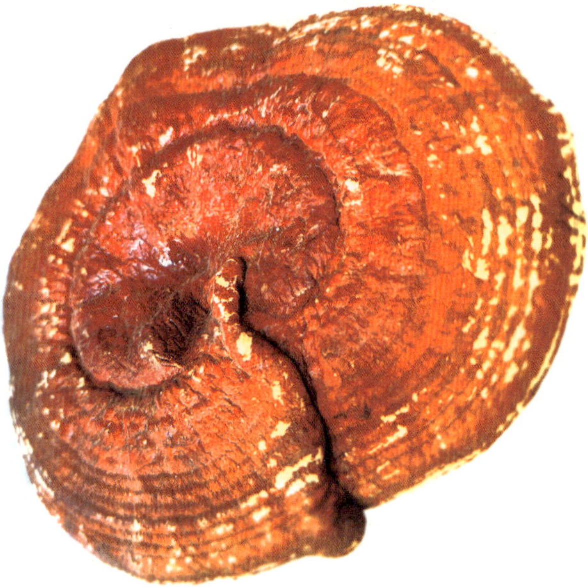

（八）仙蟾片

【药品成分】 马钱子粉、半夏（制）、人参、黄芪、仙鹤草、补骨脂、郁金、蟾酥、当归。

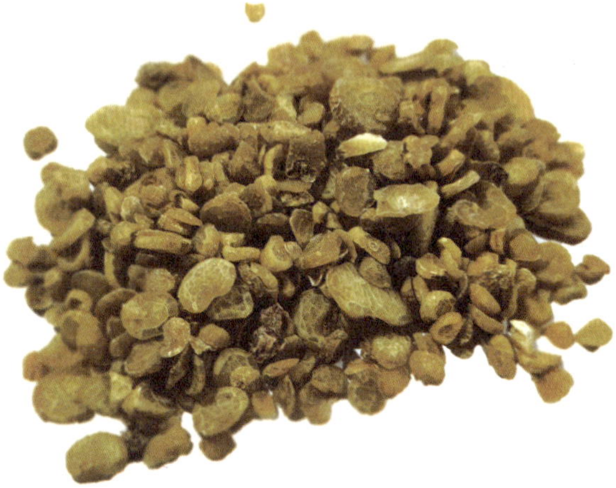

【性状】 为薄膜衣片，除去包衣后显棕色至棕褐色；气微香，味苦。

【功能主治】 化瘀散结，益气止痛。用于食管癌、胃癌、肺癌。

【辨舌象】 舌苔发暗，舌体有瘀斑。

【用法用量】 口服。一次4片，一日3次；或遵医嘱。

【主要成分】

补骨脂：味苦、辛，性温。归肾、脾经。具有补肾壮阳、固精缩尿之功效。用于治疗肾虚阳痿引起的五更泄泻、肾不纳气之虚寒喘咳、腰膝酸软冷痛，肾虚遗精，遗尿，尿频等。

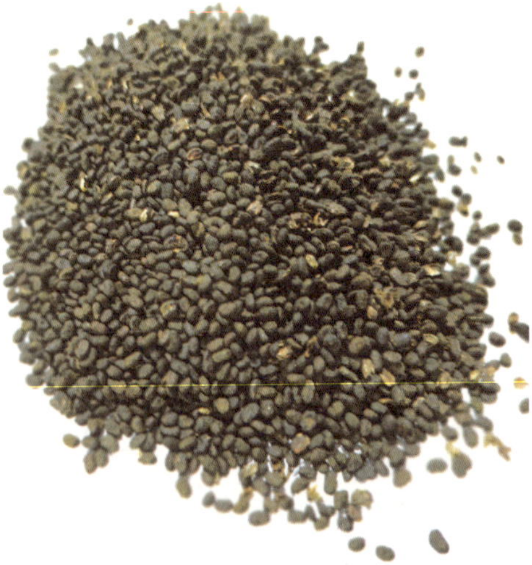

【注意事项】

1. 在医生指导下用药，并严格控制用药剂量。

2. 运动员慎用。

3. 有心脏疾患者慎用

4. 孕妇禁服。

（九）健脾益肾颗粒

【药品成分】　党参、枸杞子、女贞子、白术、菟丝子、补骨脂（盐炙）。

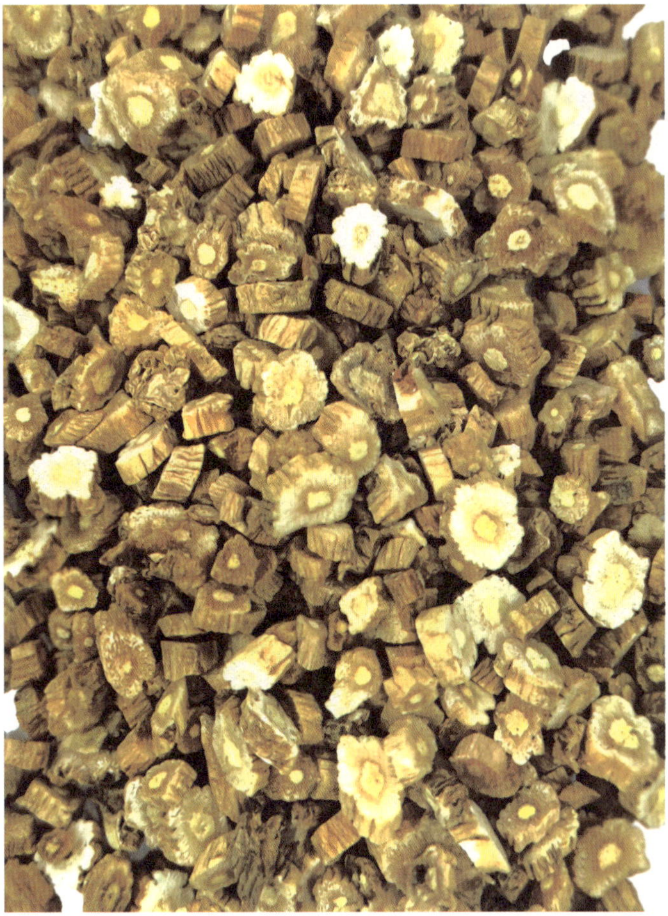

【性状】 棕黄色颗粒;味微酸甜、微苦。

【功能主治】 健脾益肾。用于减轻肿瘤患者术后放、化疗不良反应,提高机体免疫功能以及脾肾虚弱所引起的疾病。

【辨舌象】 舌体胖大,舌苔白腻水滑。

【用法用量】 开水冲服。一次 10 g,一日 2 次。

【主要成分】

菟丝子:为旋花科植物南方菟丝子或菟丝子的干燥成熟种子。味辛、甘,性平。归肝、肾、脾经。具有补益肝肾,固精缩尿,安胎,明目,止泻之功效,外用具有消风祛斑的功效。常用于肝肾不足,腰膝酸软,阳痿遗精,遗尿尿频,肾虚胎漏,胎动不安,目昏耳鸣,脾肾虚泻;外治白癜风。

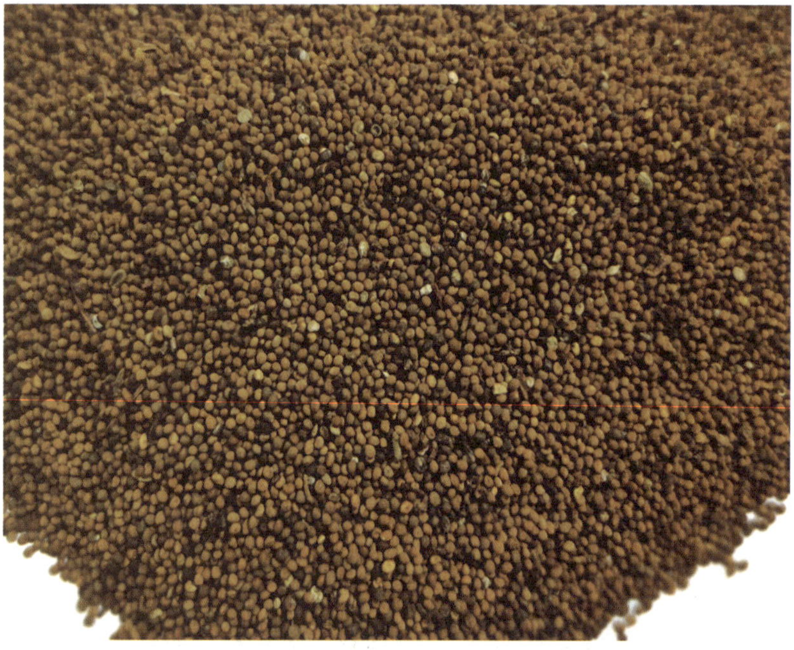

枸杞子:为茄科植物枸杞或宁夏枸杞的成熟果实。味甘,性平。入肝、肾经。具有滋肾、润肺、补肝、明目的功效。治肝肾阴亏,腰膝酸软,头晕,目眩,目昏多泪,虚劳咳嗽,消渴,遗精。

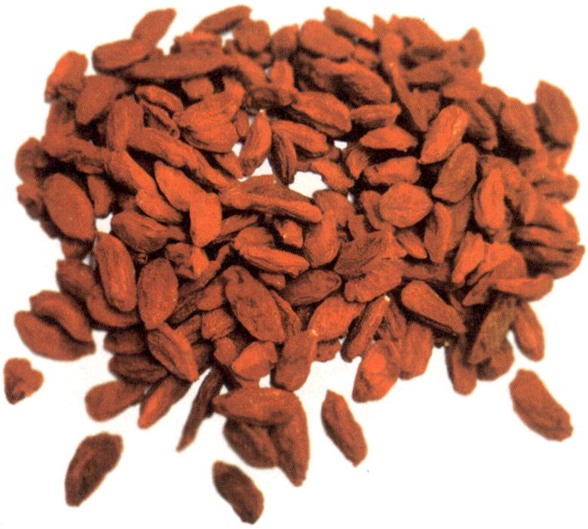

【注意事项】

1. 本品为补益之剂，外感表证及内有湿热证时慎用。

2. 服药期间饮食宜选清淡易消化之品，忌食辛辣、油腻、生冷之品。

【相关阅读】

1. 陶弘景：补益精气，强盛阴道。

2.《药性论》："能补益精诸不足，易颜色，变白，明目，安神。"

3.《食疗本草》："坚筋耐老，除风，补益筋骨，能益人，去虚劳。"

（十）博尔宁胶囊

【药品成分】 炙黄芪、女贞子（酒制）、光慈姑、马齿苋、重楼、龙葵、紫苏子（炒）、鸡内金（炒）、大黄、冰片、僵蚕（炒）。

【性状】 胶囊剂，内容物为棕黄色的粉末；气香，味微咸，微辛苦。

【功能主治】 扶正祛邪，益气活血，软坚散结，消肿止痛。本品为癌症辅助治疗药物，可配合化疗使用，有一定减毒、增效作用。

【辨舌象】 舌红绛，舌苔白厚，附着黄苔。

【用法用量】 口服。一日3次,一次4粒;或遵医嘱。

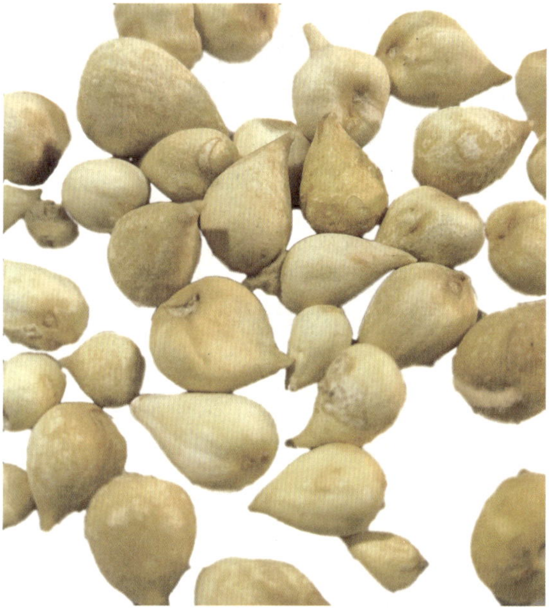

【主要成分】

马齿苋:马齿苋科植物马齿苋的干燥地上部分。味酸,性寒。归肝、大肠经。具有清热解毒、凉血止血、止痢之功效。用于热毒血痢,痈肿疔疮,湿疹,丹毒,蛇虫咬伤,便血,痔血,崩漏下血。

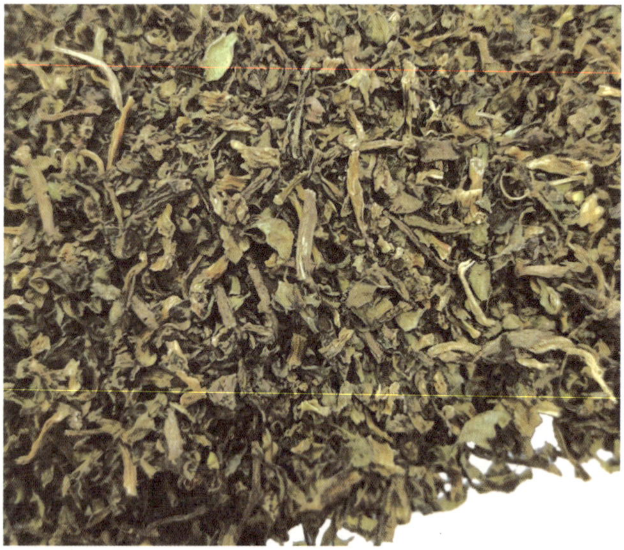

鸡内金:本品为雉科动物家鸡的干燥砂囊内壁。味甘,性平。归脾、胃、小肠、膀胱经。具有健胃消食、涩精止遗的功效。用于食积不消,呕吐泻痢,小儿疳积,遗尿,遗精。

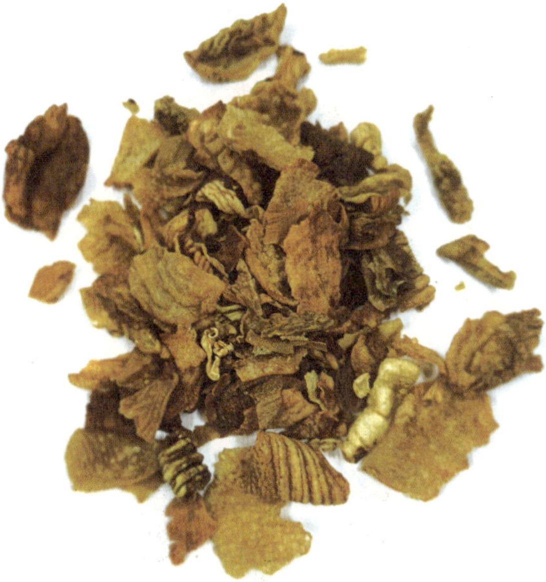

【注意事项】

1. 个别病例用药后轻度恶心、腹泻。

2. 孕妇、哺乳期妇女忌用。

3. 建议在医生指导下使用。

【相关阅读】

1.《日华子本草》:"止泄精,并尿血、崩中、带下、肠风、泻痢。"

2.《滇南本草》:"宽中健脾,消食磨胃。治小儿乳食结滞,肚大筋青,痞积疳积。"

3.《纲目》:"治小儿食疟,疗大人(小便)淋漓、反胃,消酒积,主喉闭、乳蛾,一切口疮,牙疳诸疮。"

（十一）参丹散结胶囊

【药品成分】 人参、黄芪、白术(麸炒)、鸡内金、瓜蒌、半夏(清)、厚朴、枳壳(炒)、郁金、丹参、全蝎、蜈蚣。

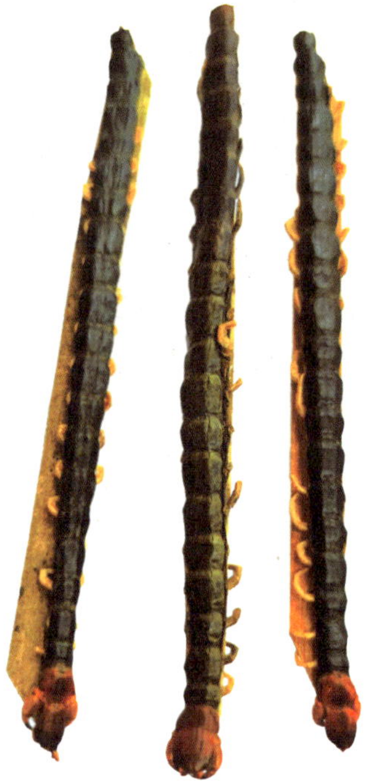

【性状】 胶囊剂,内容物为黄棕色粉末;气香,味微苦。

【功能主治】 益气健脾、理气化痰、活血祛瘀。合并化疗具有改善原发性非小细胞肺癌、胃肠癌、乳腺癌中医脾虚痰瘀证所致的气短、面色皖白、胸痛、纳谷少馨、胸胁胀满等症状的作用,可提高患者化疗期间的生活质量。对原发性非小细胞肺癌合并 NP(NVB、PDD)及 MVP(MMC、VDS、PDD)方案化疗时,在抑制肿瘤方面具有一定的辅助治疗作用。

【辨舌象】 舌苔厚白铺满整个舌头,舌头中间有裂纹,舌边有齿痕。

【用法用量】 口服。每次 6 粒,每日 3 次,疗程 42 天。

【主要成分】

人参：为五加科植物人参的干燥根。味甘、微苦，性平。归脾、肺、心经。具有大补元气、复脉固脱、补脾益肺、生津、安神的功效。用于体虚欲脱，肢冷脉微，脾虚食少，肺虚喘咳，津伤口渴，内热消渴，久病虚羸，惊悸失眠，阳痿宫冷；心力衰竭，心源性休克。

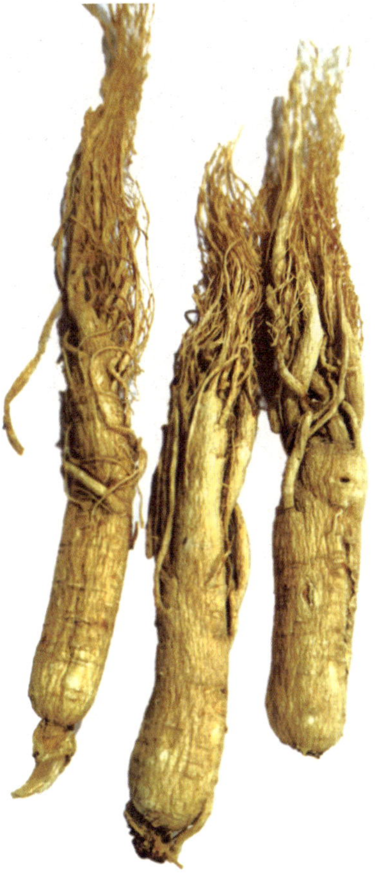

丹参：为唇形科植物丹参的干燥根和根茎。味苦，性微寒。归心、肝经。具有活血祛瘀、通经止痛、清心除烦、凉血消痈之功效。用于胸痹心痛，脘腹胁痛，癥瘕积聚，热痹疼痛，心烦不眠，月经不调，痛经经闭，疮疡肿痛。

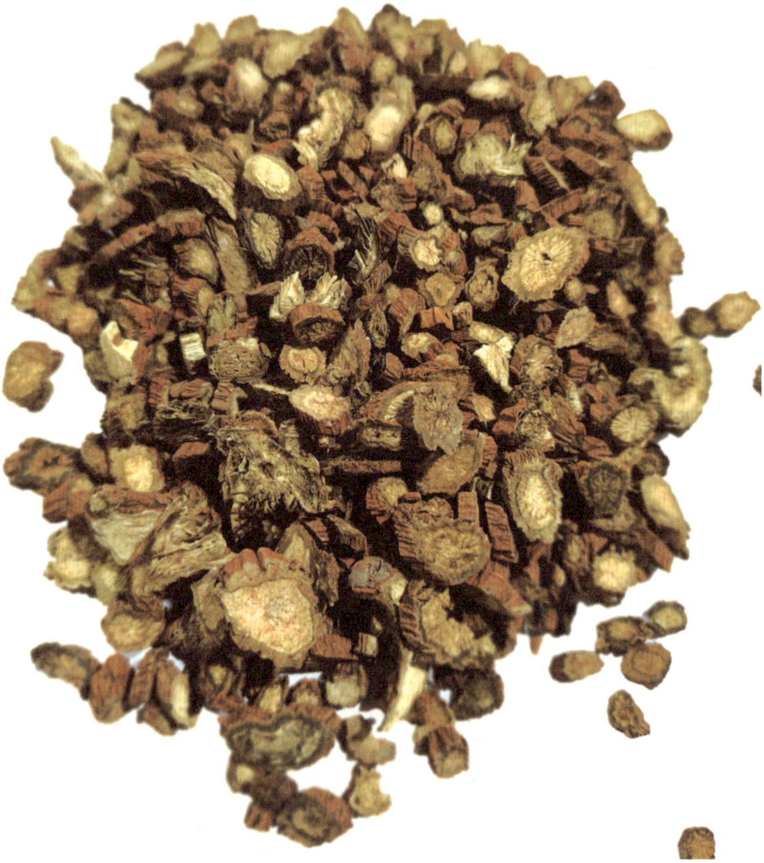

【注意事项】

1. 孕妇禁用。

2. 对本品过敏者禁用。

3. 饮食应清淡。

4. 药品性状变化者禁用。

(十二)参芪十一味颗粒

【药品成分】 人参(去芦)、黄芪、当归、天麻、熟地黄、泽泻、决明子、鹿角、菟丝子、细辛、枸杞子。

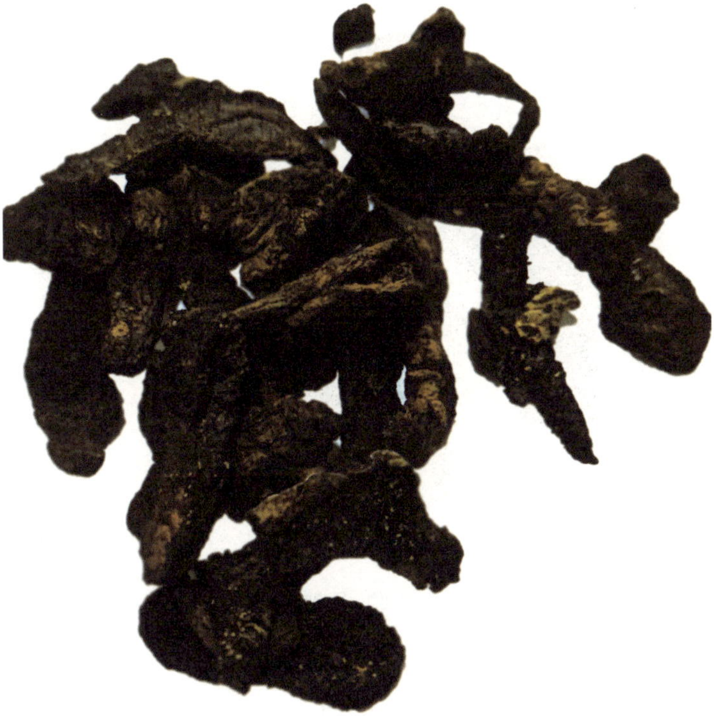

【性状】　棕褐色的颗粒；气芳香，味微苦。

【功能主治】　补气养血，健脾益肾。适用于癌症应用放、化疗所致白细胞减少及因放、化疗引起的头晕头昏、倦怠乏力、消瘦、恶心呕吐等症。

【辨舌象】　舌质红，舌苔布满舌体，上有微黄，舌面粗皱。

【用法用量】　口服。一次 2 g，一日 3 次。

【主要成分】

鹿角：为鹿科动物马鹿或梅花鹿已骨化的角或锯茸后翌年春季脱落的角基。味咸，性温。归肾、肝经。具有温肾阳、强筋骨、行血消肿之功效。常用于肾阳不足，阳痿遗精，腰脊冷痛，阴疽疮疡，乳痈初起，瘀血肿痛等病症的治疗。

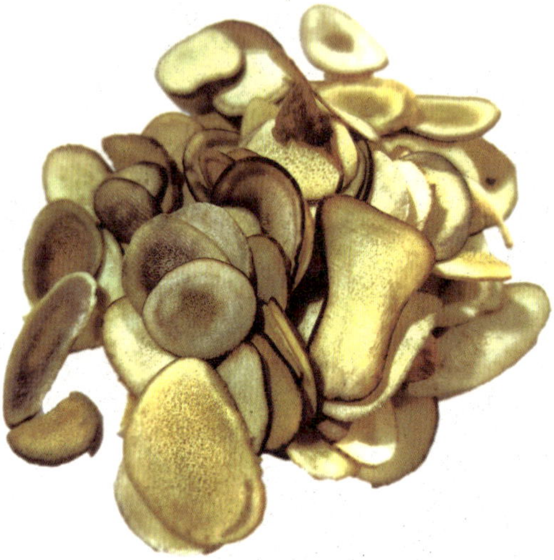

当归：为伞形科植物当归的干燥根。味甘、辛，性温。归肝、心、脾经。具有补血活血、调经止痛、润肠通便的功效。常用于血虚萎黄，眩晕心悸，月经不调，经闭痛经，虚寒腹痛，风湿痹痛，跌打损伤，痈疽疮疡，肠燥便秘。酒当归活血通经。用于经闭痛经，风湿痹痛，跌打损伤。

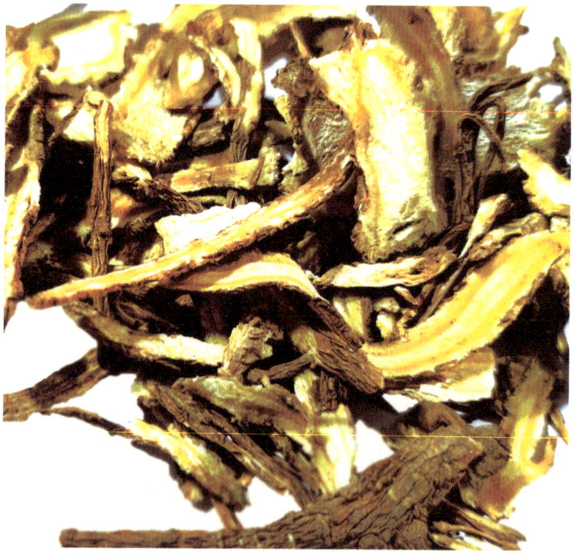

【注意事项】

1. 在用药期间忌油腻食物。

2. 凡脾胃虚弱、呕吐泄泻、腹胀便溏、咳嗽痰多者慎用。

3. 感冒患者不宜服用。

4. 高血压、糖尿病患者应在医师指导下服用。

5. 小儿及孕妇应在医师指导下服用。

6. 服药两周或服药期间症状无改善,或症状加重,或出现新的严重症状,应立即停药并去医院就诊。

7. 对参芪十一味颗粒过敏者禁用。

8. 过敏体质者慎用。

(十三)复方万年青胶囊

【药品成分】 虎眼万年青、半支莲、虎杖、郁金、白花蛇舌草、人参、丹参、黄芪、全蝎、蜈蚣。

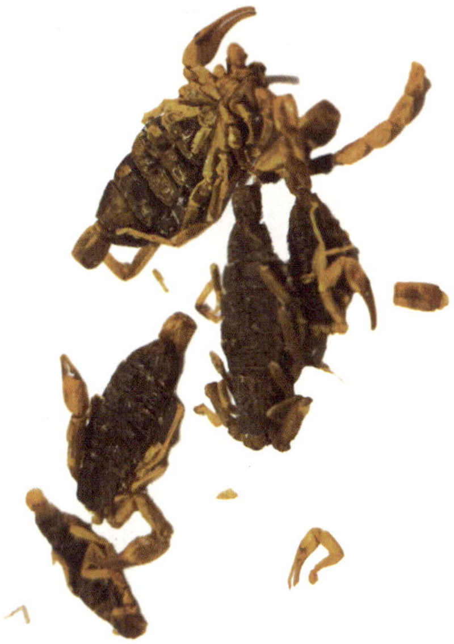

【功能主治】 具有解毒消肿、扶正固本之功效,协同放、化疗,

可增强放、化疗效果，彻底消灭癌性病灶，提高抑瘤率，升高白细胞及血小板水平。

【辨舌象】 舌体胖大，舌苔泛白。

【用法用量】 口服。一次3粒，一日3次。

【主要成分】

虎眼万年青：具有清热解毒、消坚散结之功效。民间用其鲜汁液涂抹患处以治疗疔疮，内服可治疗无名肿毒、肝炎、肝硬化、肝癌等，均具有很好的治疗效果。

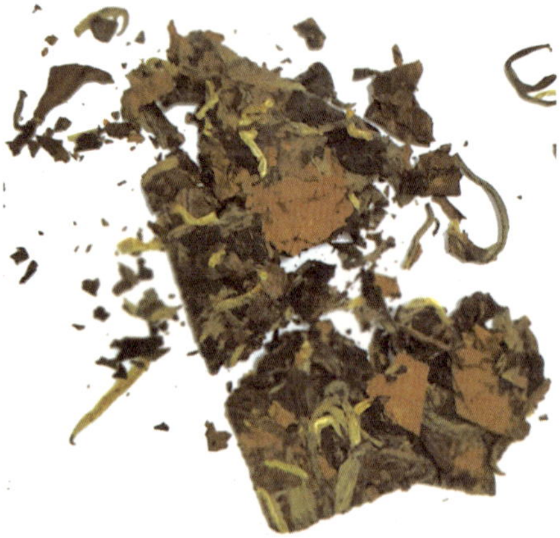

【注意事项】

1. 孕妇禁服。
2. 忌与藜芦同服。
3. 不良反应尚不明确。

（十四）复方天仙胶囊

【药品成分】 本品为天花粉、威灵仙、白花蛇舌草、人工牛黄、龙葵、胆南星、乳香（制）、没药、人参、黄芪、珍珠（制）、猪苓、蛇蜕、冰片、人工麝香等制成的胶囊剂。

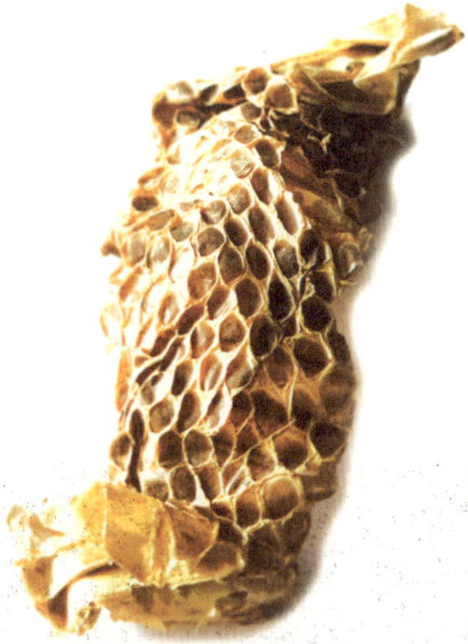

【性状】 胶囊剂,内容物为棕褐色的粉末;味苦、涩。

【功能主治】 清热解毒,活血化瘀,散结止痛。对食管癌、胃癌有一定抑制作用;配合化疗、放疗,可提高其疗效。

【辨舌象】 舌紫黑有瘀斑瘀点,或舌下脉络曲张,苔白腻厚。

【用法用量】 口服。一次2~3粒,一日3次。饭后半小时用蜂蜜水或温水送下(吞咽困难可将药粉倒出服用)。每一月为1个疗程。停药3~7天再继续服用。

【主要成分】

天花粉:为葫芦科植物栝楼或双边栝楼的干燥根。味甘、微苦,性微寒。归肺、胃经。具有清热泻火,生津止渴,消肿排脓的功效。用于热病烦渴,肺热燥咳,内热消渴,疮疡肿毒。

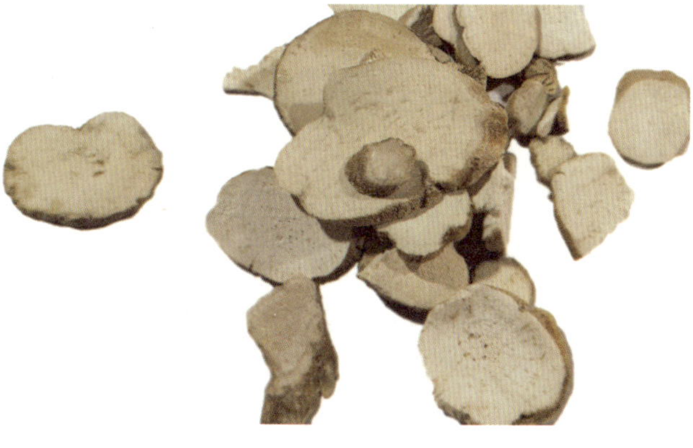

《神农本草经》:“主消渴,身热,烦满,大热,补虚安中,续绝伤。”

《滇南本草》:“治痈疮肿毒,并止咳嗽带血。”

威灵仙:为毛茛科植物威灵仙、棉团铁线莲或东北铁线莲的干燥根和根茎。味辛、咸,性温。归膀胱经。有祛风湿,通经络的作用。用于风湿痹痛,肢体麻木,筋脉拘挛,屈伸不利。

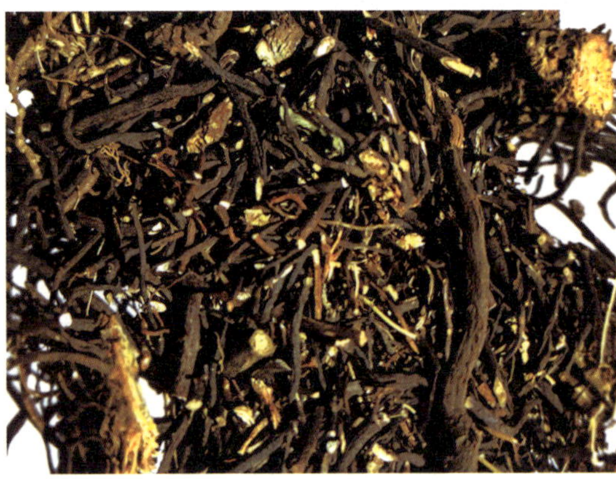

【注意事项】

1. 孕妇忌服。
2. 忌凉、硬、腥、辣食物。
3. 不宜与洋地黄类药物同用。
4. 运动员慎用。
5. 不良反应尚不明确。

(十五)复方斑蝥胶囊

【药品成分】 斑蝥、人参、黄芪、刺五加、三棱、半枝莲、莪术、山茱萸、女贞子、熊胆粉、甘草。

【性状】 本品为胶囊剂,内容物为黄绿色至棕褐色的粉末或颗粒,味微苦回甜。

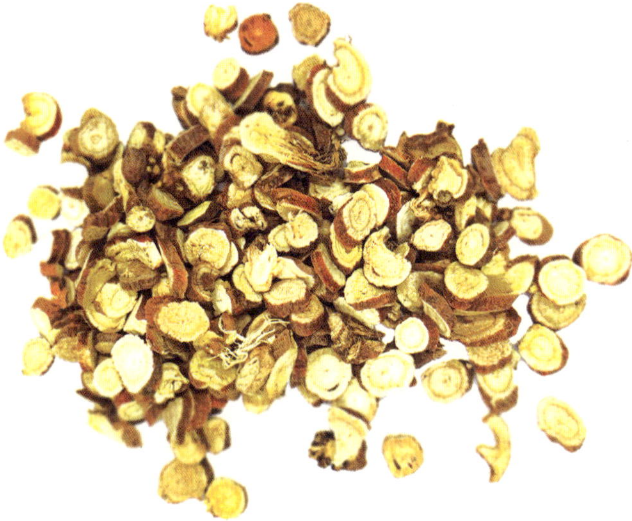

【功能主治】　破血消瘀，攻毒蚀疮。用于原发性肝癌、肺癌、直肠癌、恶性淋巴瘤、妇科恶性肿瘤等。

【辨舌象】　舌苔白厚腻，舌边有齿痕。

【用法用量】　口服。一次3粒，一日2次。

【主要成分】

斑蝥：本品为芫青科昆虫南方大斑蝥或黄黑小斑蝥的干燥体。味辛，性热；有大毒。归肝、胃、肾经。具有破血消癥、攻毒蚀疮之功效。用于癥瘕肿块，积年顽癣，瘰疬，赘疣，痈疽不溃，恶疮死肌。

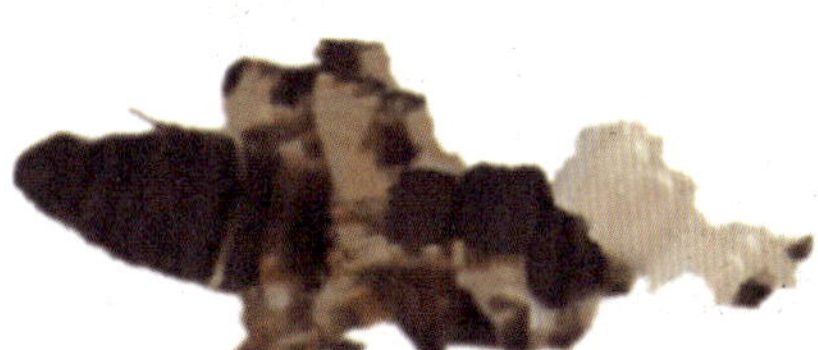

【注意事项】

1. 当药品性状发生改变时禁止服用。

2. 儿童必须在成人监护下使用并将此药品放在儿童不能接触

的地方。

3. 不良反应尚不明确。

4. 禁忌尚不明确。

【相关阅读】

1.《本经》:“主寒热,鼠瘘,恶疮疽,蚀死肌,破石癃。”

2.《别录》:“主疥癣,血积,堕胎。”

3.《药性论》:“治瘰疬,通利水道。”

4.《日华子本草》:“疗淋疾,敷恶疮瘘烂。”

5.《纲目》:“治疝瘕,解疔毒、猘犬毒、沙虱毒、轻粉毒。”

(十六)芪珍胶囊

【药品成分】 珍珠、黄芪、三七、大青叶、重楼。

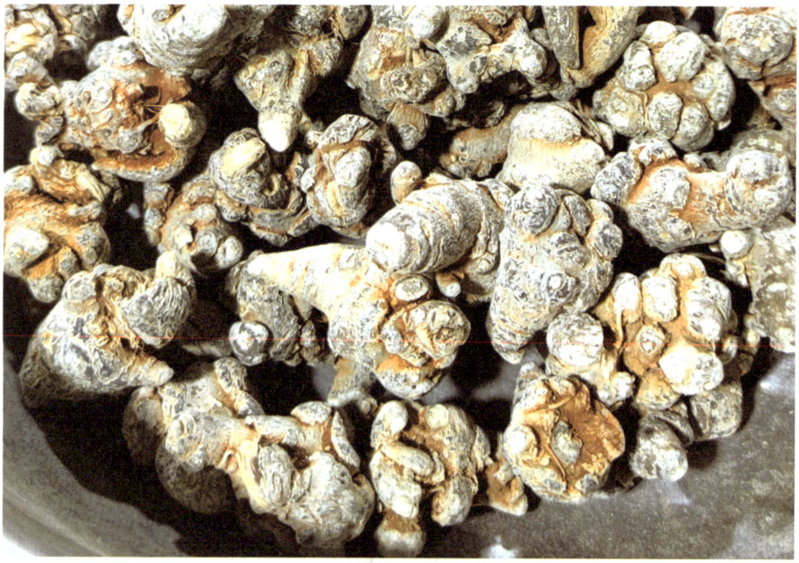

【性状】 本品为硬胶囊,内容物为灰褐色的粉末,味微苦。

【功能主治】 益气化瘀,清热解毒。用于肺癌、乳腺癌、胃癌患者的辅助治疗。

【辨舌象】 舌苔发黑,舌质暗红,舌体干燥,舌体黄厚腻。

【用法用量】 口服。一次5粒，一日3次。

【主要成分】

珍珠：本品为珍珠贝科动物珍珠贝、马氏珍珠贝或蚌科动物三角帆蚌、褶纹冠蚌、背角无齿蚌等贝类动物珍珠囊中形成的无核珍珠。味甘咸，性寒。入心、肝经。具有镇心安神、养阴息风、清热坠痰、去翳明目、解毒生肌之功效。用于惊悸，怔忡，癫痫，惊风搐搦，烦热消渴，喉痹口疳，目生翳障，疮疡久不收口。

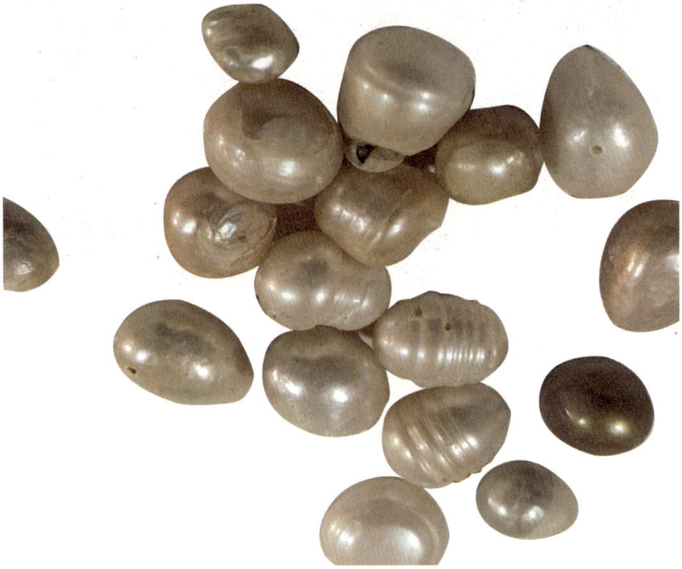

《纲目》：安魂魄，止遗精、白浊，解痘疔毒。

《本草汇言》：镇心，定志，安魂，解结毒，化恶疮，收内溃破烂。

大青叶：为马鞭草科植物路边青、蓼科植物蓼蓝、十字花科植物菘蓝、草大青或爵床科植物马蓝等的叶或枝叶。味苦，性寒。归心、胃经。具有清热解毒、凉血消斑的功效。用于温邪入营，高热神昏，发斑发疹，黄疸，热痢，痄腮，喉痹，丹毒，痈肿。

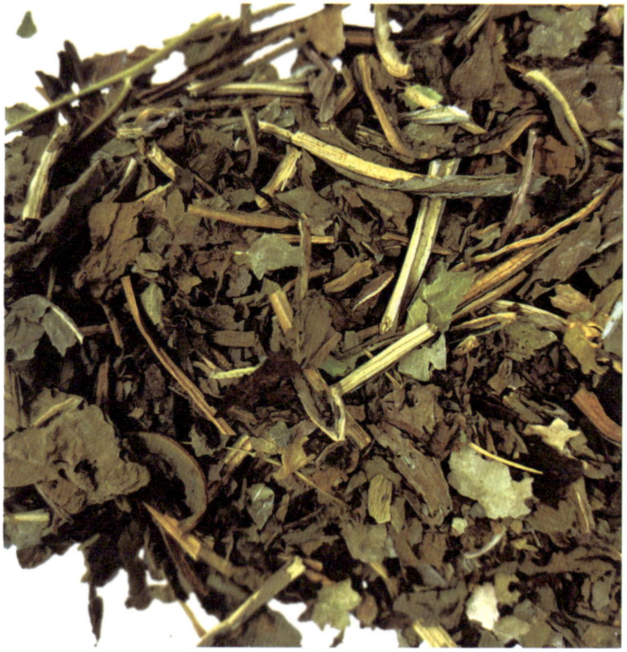

《别录》："疗时气头痛，大热，口疮。""蓝叶汁，杀百药毒，解狼毒，射罔毒。"

《本草正》："治瘟疫热毒发狂，风热斑疹，痈疡肿痛，除烦渴，止鼻衄、吐血，杀疳蚀、金疮箭毒。凡以热兼毒者，皆宜蓝叶捣汁用之。"

【注意事项】

1. 芪珍胶囊的使用：一般在医生指导下，与化疗药同时联合使用来治疗相关疾病。

2. 服药治疗过程中，忌辛辣、生冷等相关刺激性食物，过于油腻的食物会一定程度地阻碍药物在肠胃道的有效吸收，从而会不同程度地降低疗效的效率。

3. 在医师的建议下，患者在服药前后1小时左右，最好不要喝咖啡、牛奶、豆浆、茶等，为了防止中药药品成分与咖啡因、蛋白质以及茶的鞣质等化合物发生系列化学反应，从而会不同程度地降低治疗效率，多喝水。

（十七）食道平散

【药品成分】 人参、西洋参、紫硇砂、珍珠、人工牛黄、熊胆粉、全蝎、蜈蚣、细辛、三七、薄荷脑、朱砂。

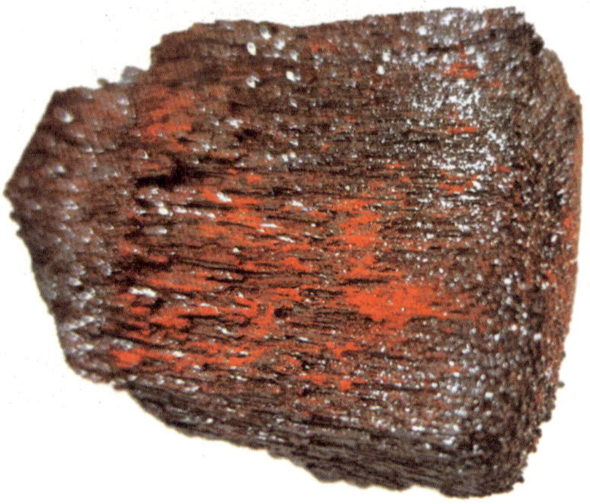

【性状】 棕色的粉末；有清凉香气，味咸、辛凉。

【功能主治】 益气破瘀，解毒散结。用于中晚期食管癌而致食管狭窄梗阻，吞咽困难，疼痛，噎膈反涎等病症。

【辨舌象】 舌质灰暗，有瘀斑、瘀点，舌苔白厚腻，舌下脉络曲张。

【用法用量】 口服。一次 0.3～0.5 g，一日 3～5 次；或遵医嘱。

【主要成分】

西洋参：为五加科植物西洋参的根。味甘微苦，性凉。入心、肺、肾三经。具有益肺阴，清虚火，生津止渴的功效。用于肺虚久嗽，失血，咽干口渴，虚热烦倦。

《药性考》：补阴退热。姜制益气，扶正气。

《本草求原》：清肺肾，凉心脾以降火，消暑，解酒。

《医学衷中参西录》：能补助气分，并能补益血分。

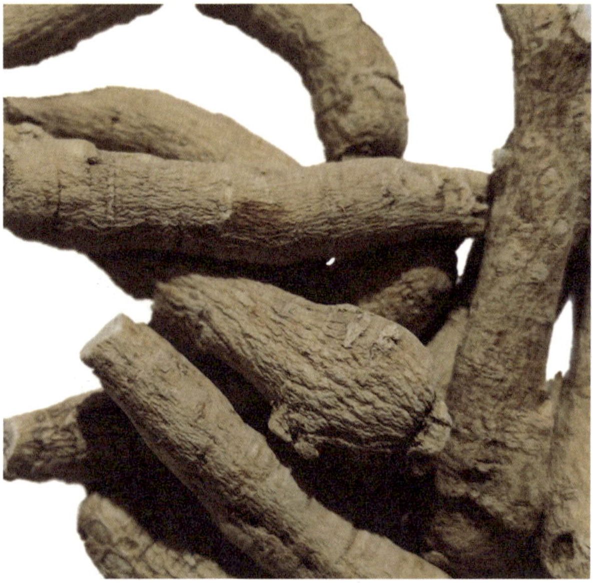

全蝎：为钳蝎科动物东亚钳蝎的干燥体。味咸、辛，性平；有毒。归肝经。具有祛风、止痉、通络、解毒的功效。治惊风抽搐，癫痫，中风、半身不遂、口眼歪斜，偏头痛，风湿痹痛，破伤风，淋巴结结核，风疹疮肿。

《玉楸药解》："穿筋透骨，逐湿除风。"

《山东中草药手册》："息风通络，镇痉。治血栓闭塞性脉管炎，淋巴结结核，骨关节结核，流行性腮腺炎。"

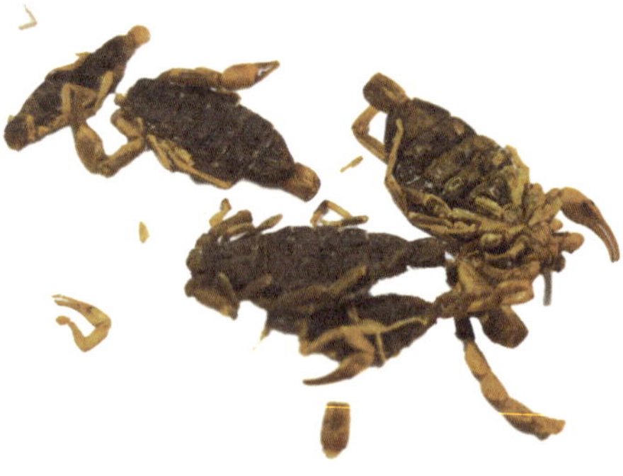

【注意事项】

1. 食管有溃疡者慎用。

2. 本品含有马兜铃科植物细辛，宜在医生指导下服药，定期复查肾功能。

3. 有出血现象及孕妇禁服。

九　补益药

（一）九味镇心颗粒

【药品成分】 人参（去芦）、酸枣仁、五味子、茯苓、远志、延胡索、天冬、熟地黄、肉桂。

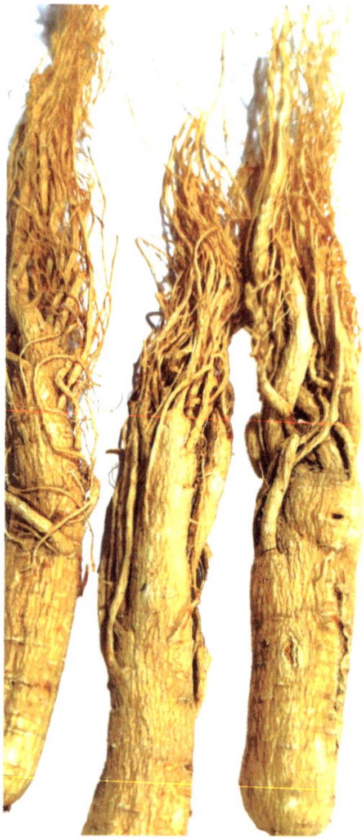

【性状】 棕色的颗粒；气微香，味苦。

【功能主治】 养心补脾，益气安神。用于广泛性焦虑症心脾两虚证，症见善思多虑不解、失眠或多梦、心悸、食欲缺乏、神疲乏力、头晕、易汗出、善太息、面色萎黄、舌淡苔薄白、脉弦细或沉细。

【辨舌象】　舌尖色淡，舌体胖嫩，舌苔白滑，津少干涩。

【用法用量】　温开水冲服。早、中、晚各服1袋，一日3次。

【主要成分】

茯苓：味甘、淡，性平。归心、肺、脾、肾经。具有利水渗湿、健脾、宁心的功效。用于水肿尿少，痰饮眩悸，脾虚食少，便溏泄泻，心神不安，惊悸失眠。

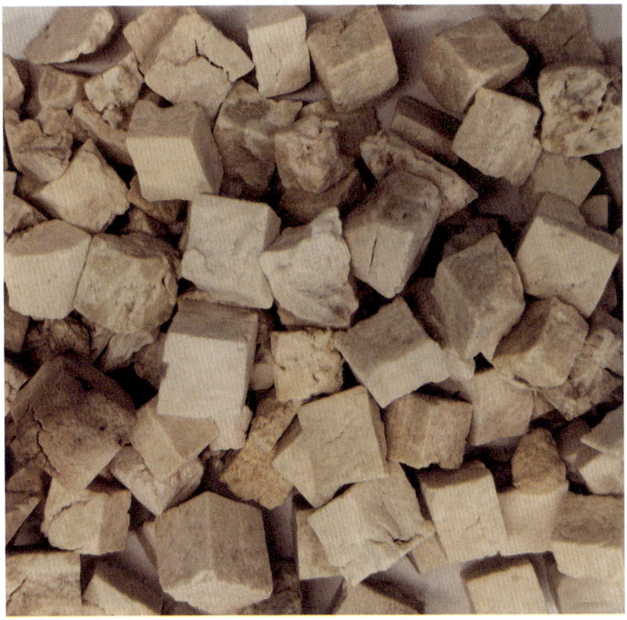

【注意事项】

1. 心功能、肝功能异常及白细胞减少者慎用。请仔细阅读说明书并遵医嘱使用。

2. 不良反应：偶见便秘增多、恶心呕吐、腹泻、口干、食欲减退或厌食、视力模糊、头昏、昏厥、头痛、震颤、嗜睡、失眠、腹胀、口苦、胃痛、谷丙转氨酶升高、心电图异常、心悸、心动过速、白细胞减少、月经紊乱。

3. 禁忌尚不明确。

【相关阅读】

1.《本草纲目》:“茯苓气味淡而渗,其性上行,生津液,开腠理,滋水源而下降,利小便,故张洁古谓其属阳,浮而升,言其性也;东垣谓其为阳中之阴,降而下,言其功也。”

2.《本草衍义》:“茯苓、茯神,行水之功多,益心脾不可阙也。”

(二)补中益气丸

【药品成分】 黄芪(蜜炙)、党参、甘草(蜜炙)、白术(炒)、当归、升麻、柴胡、陈皮、生姜、大枣。

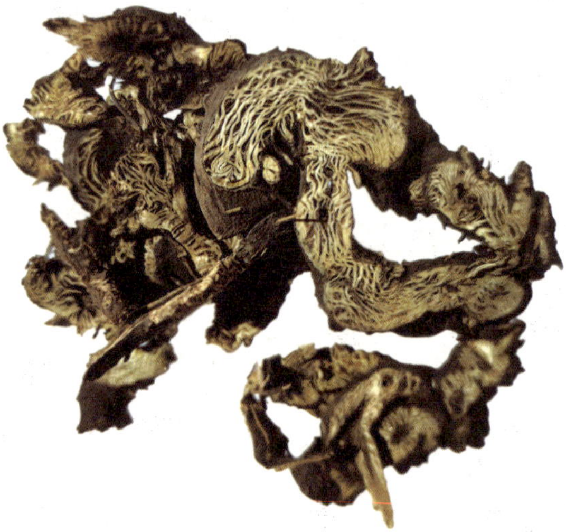

【性状】 棕黑色的浓缩丸;味微甜、辛。

【功能主治】 补中益气,升阳举陷。用于脾胃虚弱、中气下陷所致的体倦乏力、食少腹胀、便溏久泻、肛门下坠。

【辨舌象】 舌体胖大,舌苔红厚腻滑。

【用法用量】 口服。一次8~10丸,一日3次。

【主要成分】

蜜炙甘草:味甘,性平。归心、肺、脾、胃经。具有补脾和胃,益气复脉的功效。常用于脾胃虚弱,倦乏力,心动悸,脉结代。

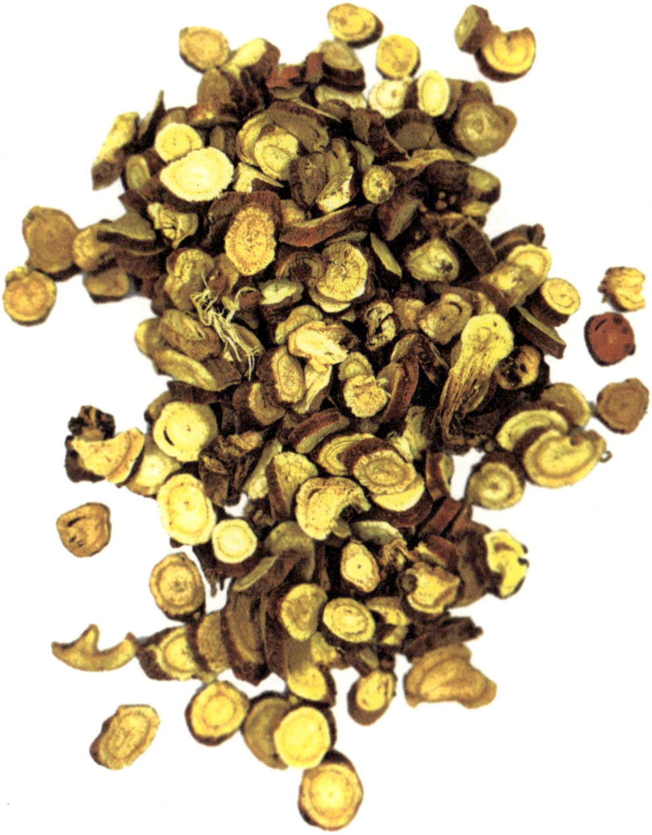

【注意事项】

1. 对于有高血压，严重肝病、肾病的患者遵医嘱使用。

2. 服药期间，饮食宜清淡，忌食生冷、油腻、辛辣难消化的食品。

3. 在服用本品期间，如果感到不适要尽快告诉医师或药师。情况紧急可先停止使用，必要时到医院就诊。目前尚未检索到本品的不良反应。

(三)六味地黄丸

【药品成分】　熟地黄、酒萸肉、牡丹皮、山药、茯苓、泽泻。

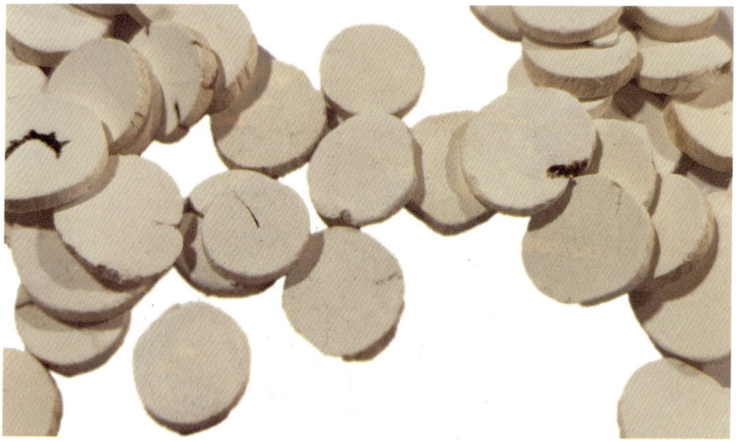

【性状】 棕褐色至黑褐色的大蜜丸;味甜而酸。

【功能主治】 滋阴补肾。用于肾阴亏损,头晕耳鸣,腰膝酸软,骨蒸潮热,盗汗遗精,消渴。

【辨舌象】 舌质红,光滑无舌苔,舌面有裂隙。

【用法用量】 口服。大蜜丸一次1丸,一日2次。

【主要成分】

熟地黄:味甘,性微温。入肝、肾经。具有滋阴、补血的功效。治阴虚血少,腰膝痿弱,劳嗽骨蒸,遗精,崩漏,月经不调,消渴,溲数,耳聋,目昏。

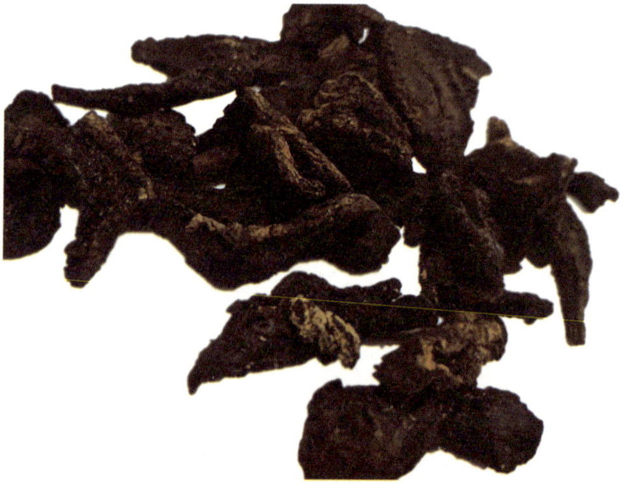

牡丹皮：味苦、辛，性微寒。归心、肝、肾经。具有清热凉血，活血化瘀之功效。用于温毒发斑，吐血衄血，夜热早凉，无汗骨蒸，经闭痛经，痈肿疮毒，跌扑伤痛。

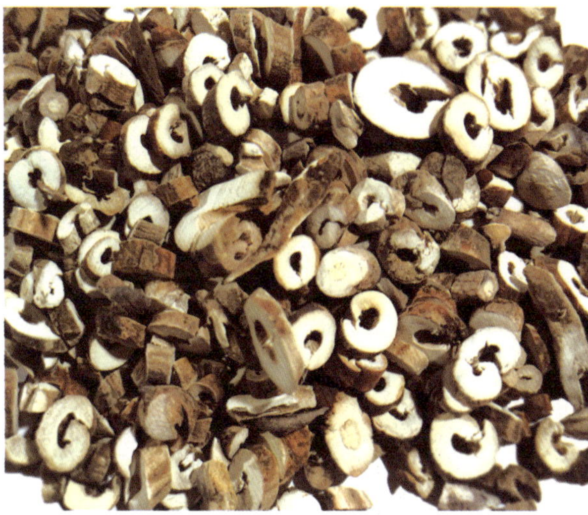

【注意事项】

1. 忌不易消化食物。

2. 感冒发热患者不宜服用。

3. 有高血压、心脏病、肝病、糖尿病、肾病等慢性病严重者应在医师指导下服用。

4. 儿童、孕妇、哺乳期妇女应在医师指导下服用。

5. 服药4周症状无缓解，应去医院就诊。

6. 对本品过敏者禁用，过敏体质者慎用。

7. 本品性状发生改变时禁止使用。

8. 儿童必须在成人监护下使用。

9. 请将本品放在儿童不能接触的地方。

10. 如正在使用其他药品，使用本品前请咨询医师或药师。

【相关阅读】

1.《珍珠囊》："大补血虚不足，通血脉，益气力。"

2. 王好古："主坐而欲起，目巟巟无所见。"

3.《纲目》:“填骨髓,长肌肉,生精血,补五脏、内伤不足,通血脉,利耳日,黑须发,男子五劳七伤,女子伤中胞漏,经候不调,胎产百病。”

4.《本经》:“主寒热,中风瘛疭、痉、惊痫邪气,除症坚瘀血留舍肠胃,安五脏,疗痈疮。”

5.《药性论》:“治冷气,散诸痛,治女子经脉不通,血沥腰疼。”

6.《日华子本草》:“除邪气,悦色,通关腠血脉,排脓,通月经,消扑损瘀血,续筋骨,除风痹,落胎下胞,产后一切冷热血气。”

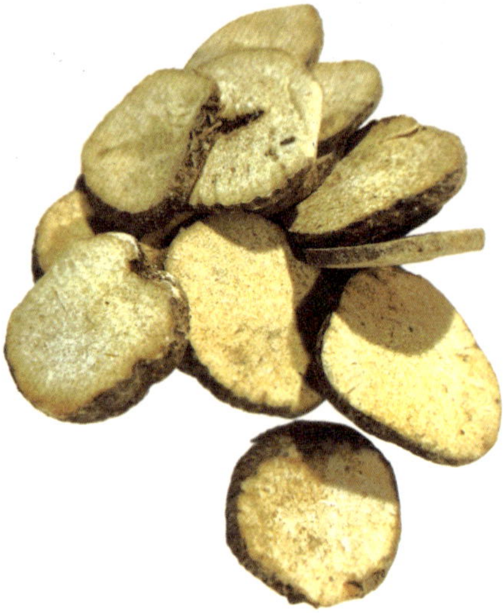

(四)百令胶囊

【药品成分】 发酵冬虫夏草菌粉。

【性状】 硬胶囊,内容物为灰色至灰黄色粉末;气微腥,味微咸。

【功能主治】 补肺肾,益精气之功效。用于肺肾两虚引起的咳嗽、气喘、咯血、腰背酸痛;慢性支气管炎、慢性肾功能不全的辅助治疗。

【辨舌象】 舌质淡红,苔多白滑,舌尖有明显凹陷。

【用法用量】 口服。①一次5～15粒;②一次2～6粒,一日3

次。慢性肾功能不全：一次4粒，一日3次；疗程8周。

【主要成分】

冬虫夏草：味甘，性平。归肺、肾经。具有补肾益肺、止血化痰的功效。用于肾虚精亏，阳痿遗精，腰膝酸痛，久咳虚喘，劳嗽咯血。

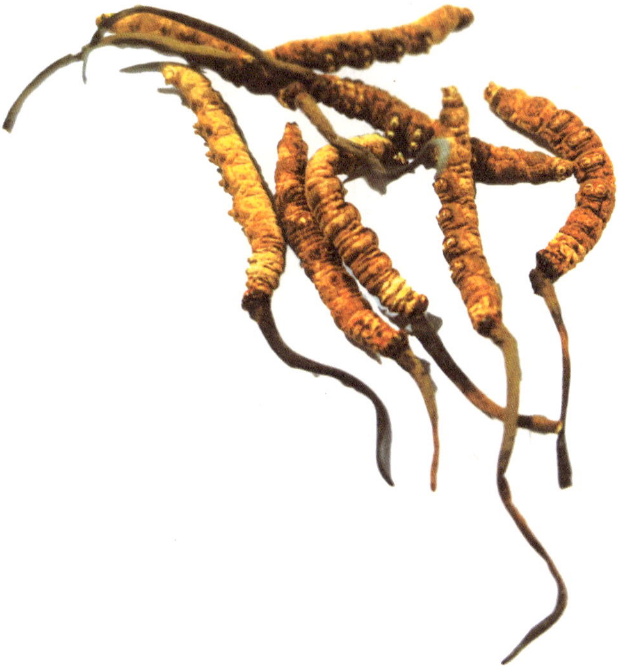

【注意事项】

1. 忌辛辣、生冷、油腻食物。

2. 如与其他药物同时使用可能会发生药物相互作用，详情请咨询医师或药师。

3. 个别患者咽部不适。

结语

1. 作为临床医生应该加强中医理论学习，在中医理论指导下使用消化系统中成药。

2. 通过对中成药特性的了解，掌握消化系统中成药的药物组成特点、功效，特别注意适应证及禁忌证。

3. 按观舌象、面象；问饮食、二便、睡眠等情况，辨证论治选用中成药。

4. 充分了解中成药的组成及特性、服用方法，确保用药安全。

5. 辨证论治是中医的精髓，药用对了才治病是每一位医生的根本。